AF457701

DIAGNOSTIC ET LOCALISATION

DES

Corps Etrangers Intra-Oculaires

PAR LA

RADIOGRAPHIE RAPIDE

FACULTÉ DE MÉDECINE ET DE PHARMACIE DE LYON
Année scolaire 1909-1910 — N° 49

DIAGNOSTIC ET LOCALISATION
DES
Corps Etrangers Intra-Oculaires
PAR LA
RADIOGRAPHIE RAPIDE

THÈSE

PRÉSENTÉE

A LA FACULTE DE MÉDECINE ET DE PHARMACIE DE LYON

Et soutenue publiquement le 29 Janvier 1910

POUR OBTENIR LE GRADE DE DOCTEUR EN MÉDECINE

PAR

Paul MALOT

né à Lyon, le 2 février 1876

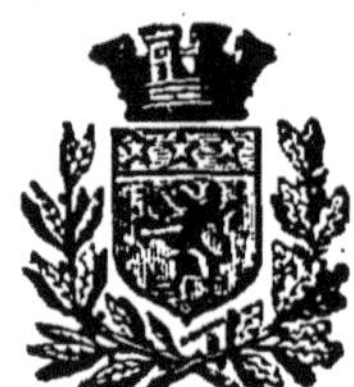

LYON
Imprimerie WALTENER & Cie
3, Rue Stella, 3

1910

PERSONNEL DE LA FACULTÉ

MM. HUGOUNENQ. . . . . Doyen.
J. COURMONT. . . . . Assesseur.

PROFESSEURS HONORAIRES

MM. CHAUVEAU, AUGAGNEUR, MONOYER, SOULIER, TRIPIER, CAZENEUVE

PROFESSEURS

Cliniques médicales	MM. LÉPINE. TEISSIER. BARD.
Cliniques chirurgicales	PONCET. JABOULAY.
Clinique obstétricale et Accouchements	FABRE.
Clinique ophtalmologique	ROLLET.
Clinique des maladies cutanées et syphilitiques	NICOLAS.
Clinique des maladies mentales	PIERRET.
Clinique des maladies des enfants	WEILL.
Clinique des maladies des femmes	POLLOSSON A.
Physique médicale	CLUZET.
Chimie médicale et pharmaceutique	HUGOUNENQ.
Chimie organique et Toxicologie	X.
Matière médicale et Botanique	BEAUVISAGE.
Parasitologie et Histoire naturelle médicale	GUIART.
Anatomie	TESTUT.
Anatomie générale et Histologie	RENAUT.
Physiologie	MORAT.
Pathologie interne	ROQUE.
Pathologie et Thérapeutique générales	COLLET.
Anatomie pathologique	PAVIOT.
Médecine opératoire	POLLOSSON (M.)
Médecine expérimentale et comparée	ARLOING.
Médecine légale	LACASSAGNE.
Hygiène	COURMONT (J.)
Thérapeutique	PIC.
Pharmacologie	FLORENCE.

PROFESSEURS ADJOINTS

Physiologie, cours complémentaire	MM. DOYON.
Maladies des oreilles, du nez et du larynx	LANNOIS.
Pathologie externe	VALLAS.
Maladies des voies urinaires	ROCHET.

CHARGÉS DE COURS COMPLÉMENTAIRES

Propédeutique chirurgicale	BÉRARD,	agrégé
Propédeutique de gynécologie	CONDAMIN,	—
Chirurgie infantile	NOVE-JOSSERAND,	agr.
Accouchements	COMMANDEUR,	—
Matière médicale	MOREAU,	—
Embryologie	REGAUD,	—
Anatomie topographique	PATEL,	—

AGRÉGÉS

MM.	MM.	MM.	MM.
BARRAL.	REGAUD.	J. LÉPINE Ch...	NOGIER.
SAMBUC.	COMMANDEUR.	LESIEUR.	LATARGET. ch...
COURMONT (P.).	GAYET.	Etienne MARTIN.	BÉRIEL, ch...
CHATIN.	MOREL.	LAROYENNE.	BRETIN, ch...
VILLARD.	NEVEU-LEMAIRE.	VORON.	THÉVENOT, ch...
TIXIER.	PATEL.		

M. BAYLE, Secrétaire

EXAMINATEURS DE LA THÈSE

M. ROLLET, *Président* ; M. Et. MARTIN, *Assesseur* ;
MM. LAROYENNE et NOGIER, *Agrégés*.

La Faculté de Médecine de Lyon déclare que les opinions émises dans les Dissertations qui lui sont présentées doivent être considérées comme propres à leurs auteurs et qu'elle n'entend leur donner ni approbation ni improbation.

A MA MÈRE

A NOS MAITRES

DANS LES FACULTÉS ET DANS LES HOPITAUX

PRÉFACE

Une des questions les plus graves qui se pose en présence d'un traumatisme oculaire est certainement celle de savoir si un corps étranger a pénétré dans l'œil blessé. C'est en effet cette notion qui dictera la conduite à tenir et qui permettra dans une certaine mesure de faire un pronostic. La conduite à tenir au point de vue thérapeutique n'est point du ressort de ce travail au cours duquel nous examinerons seulement les moyens actuels de faire un diagnostic précis.

Il n'est point aussi simple qu'on le pourrait supposer de faire un diagnostic de corps étranger pénétrant d'après les commémoratifs ou d'après l'examen du blessé. Il est extrêmement fréquent de voir des malades porteurs de corps étrangers qui ne s'en doutent pas et tous les oculistes ont examiné des blessés qui furent extrêmement surpris de constater, après l'extraction, qu'un fragment d'acier, par exemple, avait pénétré dans la profondeur des tissus de l'œil. On sait, d'ailleurs, qu'une petite pièce métallique peut traverser la coque oculaire pour se loger en un point quelconque de l'intérieur de l'œil sans laisser de trace évidente de son passage, et les cas ne sont pas rares dans lesquels la cornée s'est laissée traverser sans présenter, après cet accident, de lésion nette. Dans des cas de cette nature le clinicien est en présence d'un globe oculaire qui a conservé sa forme, sa consistance, avec une cornée qui n'attire pas particulièrement l'attention, et pourtant cet œil est sous la menace d'accidents terribles qui peuvent aller jusqu'à conduire le malade à une cécité absolue par iridocyclite et ophtalmie sympathique. La difficulté clinique peut être considérable parce que les commémoratifs ne viennent pas toujours aider le médecin : certains blessés ont eu à peine l'impression d'un traumatisme et leurs indications loin de guider le clinicien peuvent l'égarer. Il ne faut pas oublier encore que la porte d'entrée du corps effractant peut se trouver loin du globe oculaire : c'est le cas d'un plomb de chasse qui pénètre dans la paupière et qui laisse un aspect de l'œil permettant toutes les hésitations.

C'est cette difficulté du diagnostic clinique, c'est aussi l'incertitude des différentes méthodes que nous passerons en revue qui nous a conduit à étudier particulièrement une technique spéciale qui permet de donner dans une certaine mesure au médecin, une photographie du corps étranger, à la place exacte que ce corps occupe dans le globe oculaire.

Remarquons qu'une telle technique ne vaut pas seulement par la localisation précise qu'elle donne cliniquement. Elle vaut encore dans les cas où rien ne peut faire supposer la présence d'un corps étranger et où, cependant, cette présence que décèle une radiographie permet de faire des réserves sur un pronostic qui, dans beaucoup de cas, peut être très sévère.

Il y a, en outre, toute une catégorie de malades au sujet desquels le médecin est dans l'obligation de formuler des appréciations que les ressources habituelles de la clinique ne lui donnent pas le moyen de fournir. Nous voulons parler des *accidents du travail*, à propos desquels, outre la question thérapeutique, se pose la question du certificat médical, qui servira de base à l'évaluation d'une infirmité souvent définitive.

Il y a donc, à déterminer par une méthode rigoureuse et précise la nature et le siège de la lésion intra-oculaire, plus qu'une préoccupation scientifique. Il y a une préoccupation médico-légale dont l'importance ajoute encore à l'intérêt de cette étude.

M. le Professeur agrégé Nogier, qui nous a suggéré l'idée de ce travail, a bien voulu nous guider de ses conseils et nous donner les indications les plus détaillées sur la nouvelle technique qu'il a imaginée. Nous remercions en lui bien sincèrement le Maître et l'ami.

Nous adressons à M. le Professeur Rollet, qui nous fait l'honneur de présider cette thèse et dont le bienveillant accueil restera dans notre souvenir, nos sentiments respectueux de reconnaissance.

Nos remerciements vont aussi à M. le Dr Barjon, médecin des hôpitaux, qui nous ouvrit très largement son service de radiographie à l'hospice de la Charité et à M. le Professeur Paviot, qui pendant une longue suppléance d'internat, nous fit bénéficier de son précieux enseignement clinique.

Avant de clore la préface de cette thèse inaugurale, nous voulons adresser nos respectueux hommages au maître que de hautes fonctions ont éloigné de l'Université, à M. le Professeur Augagneur, dont nous eûmes l'honneur, pendant quelques années, de préparer le cours de pathologie externe.

Ce nous est enfin un agréable devoir à remplir que d'exprimer ici toute notre profonde reconnaissance à M. le Professeur agrégé Siraud, qui dirigea nos premiers pas en médecine, nous appela plus tard près de lui en qualité d'assistant et nous honora d'une amitié où nous avons puisé le meilleur de notre courage.

CHAPITRE PREMIER

HISTORIQUE

Nous avons insisté dans notre préface sur l'importance du diagnostic et de la localisation des corps étrangers intra-oculaires. Cette importance est, en effet, telle que les cliniciens ont été constamment préoccupés de rechercher des méthodes exactes leur permettant d'affirmer un diagnostic incertain et de préciser une localisation douteuse.

C'est ainsi que de l'ophtalmoscope, précieux instrument entre les mains du médecin oculiste, jusqu'aux dernières méthodes de radiographie qui font plus particulièrement l'objet de notre étude, nous trouverons une série d'appareils et de procédés dont nous ferons brièvement l'histoire.

Tout d'abord un traumatisme oculaire étant constaté et les commémoratifs inclinant à songer à une effraction récente ou lointaine du globe de l'œil, deux cas se présentent, dont la distinction est capitale au point de vue du diagnostic : les milieux de l'œil sont restés transparents ou les milieux sont opaques.

Si les milieux de l'œil sont restés transparents l'ophtalmoscope peut suffire à faire le diagnostic. Son emploi renseignera en effet sur la présence d'un corps étranger, sur sa mobilité, sur sa situation exacte. Une radiographie ne peut alors intervenir que par surcroît et pour conserver comme une pièce d'identité du corps effractant.

Les conditions changent quand les milieux de l'œil sont opacifiés. Cette opacification, récente, peut être due à une hémorragie intra-oculaire, parfois à une cataracte traumatique, plus tard à l'infection : la cornée se trouble, l'iris est terne, l'hypopyon apparaît. Si, dans ces conditions, on trouve une plaie pénétrante du globe, parfois cicatrisée d'ailleurs, on peut, tenant compte des antécédents, affirmer presque à coup sûr le diagnostic de corps étranger profond.

Pour confirmer ce diagnostic on dispose de quatre groupes de procédés :

1° L'examen clinique proprement dit;
2° Les appareils spéciaux.
3° Les électro-aimants.
4° Les rayons X.

Examen clinique. — L'examen clinique est généralement insuffisant à lui seul pour établir un diagnostic. Pour Berlin l'étude du champ visuel serait très importante et l'existence, en particulier, d'un rétrécissement à la partie supérieure du champ serait un gros élément de diagnostic. Retenons que l'étude du champ visuel dans un œil opacifié présente de sérieuses difficultés et que le rétrécissement supérieur du champ peut parfaitement exister sans qu'il y ait corps étranger. Nous n'insisterons pas davantage sur les remarques de Artl qui pense diagnostiquer un corps étranger par la douleur localisée de la sclérotique sous la pression de l'extrémité mousse d'un stylet. Ces méthodes manquent tout à fait de certitude.

Appareils spéciaux. — Les appareils spéciaux reposent tous sur le même principe : le déplacement d'une aiguille aimantée sous l'influence d'un corps étranger magnétique. Ce sont les magnétomètres, les sidéroscopes, le sidérophone. Nous ne décrirons pas ici ces appareils et signalerons seulement le magnétomètre de Gérard, les sidéroscopes d'Asmus et de Hirschberg.

Electro-aimant. — Le praticien à qui n'ont rien donné l'examen clinique et les appareils spéciaux s'adresse à l'électro-aimant géant.

Cet appareil, d'un emploi constant en clinique, rend véritablement des services au praticien qui en possède rapidement la manipulation. Le procédé, imaginé par Mac Hardy consiste à approcher de l'œil nu aimant géant, celui de Volkmann par exemple.

L'approche de l'aimant peut faire immédiatement le diagnostic : 1° par la douleur qu'il provoque s'il y a corps étranger ; 2° par les mouvements de l'œil ; 3° par le soulèvement de l'iris ou de la sclérotique suivant le cas.

Remarquons encore en passant — nous aurons à revenir sur ces critiques — que la méthode, si excellente qu'elle soit, ne vaut que pour les corps étrangers magnétiques et arrivons avec le praticien qui poursuit son diagnostic à l'ultime méthode de recherche par les rayons X qui, elle-même, a subi depuis quelques années de nombreuses et définitives modifications.

Méthodes radiologiques. — Les méthodes radiologiques ont cela pour elles qu'on peut reconnaître, grâce à leur emploi, non seulement la présence de corps étrangers métalliques, mais même des nombreux fragments dont la densité se rapproche de celle des tissus de l'économie.

Il est sûr que pour ces derniers corps, dont la densité est voisine de celles des tissus de l'économie, la recherche sera toujours délicate, l'interprétation des images ou des clichés sera difficile. Il n'en est pas moins vrai que cette recherche est possible dans des cas qui, récemment, ne paraissaient pas tributaires des rayons X et il est permis de penser que l'avenir étendra encore le champ de l'exploration.

Examinons les différentes méthodes de recherche par les rayons X employées dans le diagnostic et la localisation des corps étrangers intra-oculaires, indiquant en passant les critiques que nous croyons devoir présenter sur chacune d'elles.

Radioscopie. — Tout d'abord il y a lieu d'étudier les méthodes radioscopiques qui consistent à appliquer l'écran dans une position déterminée et à observer l'image fluoroscopique.

Le plus souvent on applique l'écran contre la face temporale du sujet en cherchant dans l'image de l'orbite l'ombre du corps étranger. Il y a intérêt à faire varier l'inclinaison de la tête afin de dégager de l'image sombre du rebord orbitaire la région oculaire et une inclinaison de 30 degrés sur le plan sagittal, le tube se projetant sur l'angle externe de l'orbite du côté du trou auditif externe, répond à cette indication (Guilloz).

Une telle épreuve permettra d'affirmer l'existence d'un corps étranger, elle permettra moins facilement d'affirmer qu'il n'en existe pas. Le corps étranger peut, en effet, être transparent et échapper aux rayons. Ses dimensions peuvent être telles qu'il soit impossible de le révéler. Nous étudierons plus loin les limites de volume dans lesquelles la radiographie peut révéler un corps étranger.

La présence du corps étranger étant établie, la localisation approximative peut se faire en pratiquant l'examen postéro-antérieur et l'examen latéral, c'est-à-dire en se rendant compte de la position du corps étranger dans deux plans rectangulaires.

Le corps étranger peut encore se localiser en observant les mouvements parallactiques du corps étranger pendant la rotation du globe. La détermination de la position par cette méthode peut se résumer ainsi : le centre de rotation coïncidant avec le centre de figure, il n'y aura pas, pendant les mouvements de l'œil, de déplacement de l'ombre du corps étranger si celui-ci se trouve au centre de l'œil. Dans tous les autres cas, si, dans l'examen latéral, la direction du regard est déplacée parallèlement au plan médian ou sagittal de bas en haut ou de haut en bas, l'image du corps étranger se déplacera elle aussi : dans le sens de la direction du regard s'il se trouve dans l'hémisphère antérieur du globe, en sens contraire de la direction du regard s'il se trouve dans l'hémisphère postérieur.

On se rend mieux compte de ces déplacements en collant un fil métallique sur la tempe dans le plan horizontal passant par le centre de rotation du globe. On dispose le centre d'émission des rayons dans le plan ainsi déterminé et on se rend compte du sens du déplacement de l'ombre du corps étranger dans les mouvements de l'œil par rapport à l'image visible du fil métallique.

On localise par cette méthode le corps étranger dans un quadrant, les quadrants étant déterminés par un plan horizontal passant par l'axe du globe et par un plan vertical passant par le centre du globe et parallèle au plan frontal.

Radiographie.— La méthode radiographique laisse une preuve écrite de la présence du corps étranger et permet de conserver une partie des données qui servent à sa localisation. Nous verrons qu'au fur et à mesure des progrès réalisés dans la construction des appareils producteurs de rayons les résultats s'améliorent, les premiers observateurs étant obligés de rapprocher beaucoup la source lumineuse eu égard au peu de puissance des rayons.

C'est le 5 mars 1896 que fut faite la première radiographie de corps étranger métallique siègeant dans l'œil. Van Duyse l'obtint en fixant une petite plaque sensible dans l'angle interne de l'orbite et en faisant arriver les rayons par le côté temporal. Lewkowitsch puis De Bono en 1899 reproduisent la même technique.

Plus tard par l'augmentation de puissance des rayons

Friedenburg put se servir de rayons traversant la tête d'arrière en avant, la plaque étant disposée de face contre les yeux. De nombreux radiographes utilisent encore cette méthode avec des modifications de détail.

Williams et Thompson Holland font coucher le malade la face sur la plaque sensible, les rayons traversant le nez et l'orbite avant d'impressionner la gélatine.

Clark introduit une pellicule dans la fosse nasale du côté de l'œil intéressé le long de la cloison aussi loin que le permet la lame criblée de l'ethmoïde. Il détermina ainsi la position d'un éclat d'acier de 1^{mm} carré logé dans l'iris.

Dans la majorité des cas, on dépose la plaque contre la paroi temporale.

L'application de la plaque est ainsi faite sur une région aussi plane que possible, ce qui donne une position bien déterminée au plan de projection dans les méthodes où la détermination exacte du plan de projection est capitale.

L'épreuve radiographique étant donnée, il s'agit de localiser le corps étranger. Divers procédés ont été mis en œuvre.

On a fait des tentatives de *localisation* approximative du corps étranger par examen d'une seule épreuve radiographique et en particulier de l'épreuve latérale.

Kibbe fait remarquer que dans cette épreuve, le rebord orbitaire temporal présente en avant de lui un espace clair représentant le tissu des deux yeux et les parois orbitaires de l'ethmoïde, puis, plus en avant, un espace sombre projection de l'unguis et de l'apophyse montante du maxillaire supérieur. Si l'image du corps étranger se trouve dans le voisinage des ombres du rebord orbitaire externe, il se trouverait au pôle postérieur de l'œil. Si elle est dans l'espace clair, il se trouve en arrière du cristallin. Si elle empiète sur l'image de l'unguis et de l'apophyse montante du maxillaire, il serait dans le cristallin ou dans son voisinage proche. Quoi qu'il en soit, cette méthode laisse un peu d'incertitude et s'il est un point où la rigueur est capitale dans une détermination radiographique, c'est bien celui de la localisation de la position du corps étranger intra-oculaire, car le champ opératoire restreint exige dans l'intervention indiquée une extrême précision.

C'est alors que d'autres méthodes sont venues apporter à la localisation plus d'exactitude.

Grossmann prend deux épreuves pendant que le regard est dirigé en bas, puis en haut, et en suivant le sens du déplacement de l'ombre du corps étranger le localise dans un quadrant.

Mackenzie Davidson se sert d'épreuves radiographiques et stéréoscopiques.

Un grand nombre de radiographes parmi lesquels Radiguet, Foveau de Courmelles et Contremoulins appliquent la méthode de projection sur deux plans perpendiculaires. L'ampoule est située à $0^{m}50$ ou $0^{m}60$ de la tête. La plaque sensible est placée verticalement près de la tête, d'abord de profil, puis de face. Pour déterminer la position du projectile on fixe dans un plan horizontal passant par le sourcil deux grains de plomb témoins. L'un des plombs est fixé dans le plan vertical passant par le centre de la cornée, l'autre plomb est fixé sur la tempe dans la verticale passant par le centre du globe (à 12 mm. du pôle cornéen antérieur). On détermine ainsi assez exactement, sur les photographies, la position relative du corps étranger par rapport aux plans méridiens de l'œil passant par les points de repère.

Signalons les procédés de Sweet qui donne deux méthodes pour la recherche des corps étrangers métalliques logés dans l'œil.

Dans la première il emploie des tiges métalliques de longueur inégale portant chacune une petite sphère au bout qui regarde le globe. Ces tiges sont parallèles entre elles, séparées par une distance fixe de 15 mm. et un dispositif spécial les maintient parallèles à la plaque sensible appliquée contre la tempe du malade. On fait deux expositions ; pour la première, on place le tube de Crookes de telle façon que les ombres des deux tringles se superposent, c'est-à-dire on le place dans le plan qui passe par les deux tringles, l'une correspondant au sommet de la cornée, l'autre étant placée du côté correspondant de la tempe. Pour la seconde disposition, on lui fait subir un déplacement vertical que l'on mesure. Il est facile de voir que les lignes qui joignent l'image du corps étranger à la position du tube qui l'a produite, se croisent précisément au point où se trouve le corps étranger.

Dans sa deuxième méthode Sweet emploie trois tiges d'aluminium fixées à un bandeau frontal. L'une est fixée au canthus interne, l'autre au canthus externe, la troisième au-dessus du milieu de la paupière supérieure. Le tube est placé à 13 pouces en arrière et en haut du pariétal. La plaque sensible est enfoncée profondément entre la paroi nasale de l'orbite et le bulbe. Dans une deuxième exposition on fait faire au tube une rotation de 250° avec l'horizontale. Sweet fait alors projeter par une bougie l'ombre des indicateurs sur la plaque qui a été mise dans la position qu'elle occupait antérieurement. En faisant varier la position de la bougie et par la comparaison des ombres obtenues Sweet arrive à déterminer des lignes d'ombres qui se croisent et dont l'intersection marque le point où se trouve le corps étranger. En tenant compte de la distance connue du milieu de la cornée à un point déterminé de l'appareil, Sweet arrive à déterminer *approximativement* la distance du corps étranger à ce point.

Au Congrès de médecine anglais de janvier 1898, Mackensie Davidson présente un nouvel appareil de localisation des corps étrangers dans le globe ou dans l'orbite. Son appareil se compose d'une barre horizontale graduée en millimètres avec le zéro au milieu, supportée par deux tiges verticales fixées sur une table. La barre horizontale porte le tube producteur des rayons X dont les déplacements sont exactement limités par deux curseurs qu'on peut fixer en différents points. Cette disposition permet de prendre deux radiographies de deux points de vue différents, de déterminer exactement la distance des points de vue et la hauteur au-dessus de la plaque photographique du tube producteur des rayons X.

Pour faire l'opération on place sur la table, entre les tiges verticales, une plaque photographique portant deux aiguilles à tricoter disposées en croix. L'une de ces aiguilles est placée parallèlement à la barre horizontale, et le point de croisement doit se trouver sur la verticale du zéro de la graduation. Au-dessous on fixe la tête : l'œil contenant le corps étranger est dirigé de telle façon que l'axe optique soit parallèle à l'une des aiguilles. Il est nécessaire de marquer sur la tempe la position de l'aiguille horizontale. Sur la paupière inférieure on place un morceau de plomb qui forme sur la plaque un point de repère.

On fait alors deux poses, en déplaçant le tube de 6 centimètres le long de la barre horizontale dans l'intervalle des deux opérations. En développant le négatif on trouve deux ombres du corps étranger. Une construction géométrique à l'échelle permet de connaître exactement la position du corps étranger.

Guilloz, de Nancy, localise le corps étranger par la détermination de ses distances à trois points de repère. Voici par quel procédé :

Deux tubes pouvant être alimentés séparément ont leurs anticathodes sur une horizontale. Une plaque photographique, entourée de papier noir, est placée horizontalement à 50 centimètres au-dessous. Un fil métallique tendu autour de la plaque donne la projection de la ligne joignant les anticathodes et deux repères métalliques marquent sur cette ligne les projections des centres d'émission. On colle trois points de repère métalliques sur le sujet, par exemple l'un sur l'arcade orbitaire au niveau de l'échancrure sus-orbitaire, le second sur l'apophyse montante du maxillaire supérieur et le troisième sur le rebord orbitaire externe. Le sujet est couché, le côté de la tête correspondant à l'œil atteint placé sur la plaque. L'œil est repéré en faisant diriger constamment le regard parallèlement au plan sagittal et perpendiculairement au plan frontal.

Les deux tubes étant ainsi actionnés (2 à 4 minutes de pose) on obtient une double image, c'est-à-dire les traces des projections biconiques des points de repère et du corps étranger. Ces projections biconiques sont transformées par un graphique ou mieux par le calcul en une projection orthogonale qui donne les distances des points de repère entre eux et leurs distances au corps étranger. La distance des points de repère entre eux étant directement mesurable, on a ainsi une vérification des déterminations. De plus, avant de commencer le calcul ou le graphique il faut s'assurer que les lignes joignant les points homologues des doubles images soient parallèles à la ligne dessinée sur la plaque par le fil métallique qui a été tendu.

Les distances du corps étranger aux trois points de repère étant déterminées le Dr Guilloz se sert pour la localisation anatomique d'un instrument spécial qui n'est autre qu'un compas à quatre branches dont chacune peut prendre toutes les inclinaisons et les longueurs voulues.

Cette méthode de localisation est très ingénieuse et peut se faire avec une approximation de l'ordre du millième. Nous insisterons plus loin sur ce point.

Nous n'avons pas énuméré ici tous les procédés radiographiques utilisés. Déjà en 1899, Brandt écrivait : « Il y a environ 65 procédés pour déterminer la

---

(1) *Sur les limites du diagnostic radiographique des corps étrangers intra-oculaires*, Th. GUILLOZ. — Archives d'électricité médicale, 1905, t. 13.

situation des corps étrangers au moyen des rayons X.» Nous pouvons dire que depuis 1899 le nombre a considérablement augmenté. Il convient d'ajouter aux auteurs que nous avons signalés au cours de cet historique les noms de Coppez, Stern, de Philadelphie; Holth, de Christiania; Hansell, Hovard, Léonard, Lowe, Ring, Thompson, Bullar, Boucheron, Treacher, Collin, Nettelschap, T. Thompson, Carzill, Hardy, Stair, Grusberg, Schumann, Starkey, Lagraize, Burière, Grœnow, Bourgeois, Béclère, Radiguet...

Pour nous résumer nous pouvons classer les différentes méthodes que nous venons d'étudier en trois groupes principaux (Pouzol, Th. de Bordeaux, 1903).

1. Méthode stéréoscopique ;
2. Méthode des repères anatomiques ;
3. Méthodes géométriques.

Les méthodes géométriques comprennent elles-mêmes trois groupes de procédés :

1. Procédés des radiographies rectangulaires ;
2. Procédés des doubles projections sur une seule radiographie ;
3. Procédés basés sur la mobilité de l'œil.

Avant d'aborder la technique nouvelle dont l'exposé fait l'objet de cette étude, il nous paraît utile de consacrer un chapitre à la description des appareils producteurs de rayons X et des ampoules utilisables en radiographie extra-rapide.

CHAPITRE II

APPAREILS ET TECHNIQUE

Appareils pour la Radioscopie et pour la Radiographie extra-rapide

Pour pouvoir procéder d'une façon fructueuse à l'examen *radioscopique* et *radiographique* de la région oculaire il faut disposer d'un appareillage puissant, de bonnes ampoules et d'un dispositif permettant non seulement de faire varier la position de l'ampoule mais encore de diaphragmer le faisceau de rayons qu'elle émet. Comme chacun de ces points a une très grande importance si l'on veut obtenir de bons résultats nous les étudierons successivement.

APPAREILS PRODUCTEURS DE COURANT A HAUTE TENSION

Ces appareils peuvent être de trois types différents, machine statique, bobine de Ruhmkorff, transformateurs à circuit magnétique fermé.

Les *machines statiques* se prêteraient bien à l'examen radioscopique à cause de la fixité de la lumière qu'elles donnent dans les ampoules, mais leur faible débit, bien inférieur à celui des bonnes bobines, et la façon capricieuse dont elles se comportent suivant les variations hygrométriques de l'air ambiant font qu'elles ont été abandonnées par la majeure partie des radiographes.

Les *bobines de Ruhmkorff* sont l'instrument le plus généralement utilisé. Elles doivent avoir un fil primaire assez gros pour pouvoir admettre un courant intense pendant quelques instants au moins. Quant au fil secondaire, il doit être choisi assez gros pour pouvoir laisser passer dans les ampoules une forte intensité, 20 à 30 milliampères au besoin, lorsque l'ampoule a une résistance équivalente à 10-12 centimètres d'étincelle.

Il y a longtemps que le Professeur Bergonié insistait sur ces points particuliers mais ce n'est guère que depuis deux ans que les constructeurs ont mis en vente des bobines répondant à ces desiderata.

Actuellement, pour ne parler que des constructeurs français, on a d'excellentes bobines de ce type chez Drault, Ducretet, Gaiffe, Ropiquet, etc.

Mais la meilleure bobine ne vaudra que ce que vaudra l'*interrupteur* qui lui est adjoint.

Pour obtenir en radioscopie et en radiographie oculaire de bons résultats il est nécessaire d'avoir un interrupteur rapide et robuste. L'interrupteur doit être rapide pour éviter tout papillotement de l'image radioscopique ; il doit être robuste pour utiliser au maximum la puissance de la bobine en radiographie rapide. Parmi les interrupteurs les plus recommandables il faut signaler les interrupteurs à gaz de Drault, Gaiffe et Ropiquet. Ce dernier, particulièrement bien étudié, permet de se passer d'interrupteur et de rhéostat, il peut fonctionner soit de façon normale, soit de façon intensive à l'aide d'une manœuvre très simple. Tous ces interrupteurs comportent comme pièce essentielle une turbine à mercure.

A l'étranger, quoique les interrupteurs à mercure soient estimés à leur juste valeur, on préfère généralement les interrupteurs électrolytiques du type Wehnelt (à pointe) ou Simon-Caldwell (à trou). La fixité de la lumière sur l'écran est très grande lorsqu'on se sert de ces appareils, malheureusement ils absorbent une grande quantité d'énergie et possèdent un mauvais rendement surtout aux moyens régimes, ceux de la radioscopie.

Toute installation avec bobine et interrupteur doit être complétée par une *soupape à haute tension* du type Villard, à osmo-régulateur. Cette soupape s'oppose au passage de l'onde de fermeture dans les ampoules. L'onde de fermeture, en effet, de sens *inverse* à l'onde de rupture que l'on utilise d'ordinaire, provoque la métallisation des ampoules et les met rapidement hors d'usage. De plus la soupape est absolument nécessaire pour obtenir un éclairage régulier des ampoules et partant des images ou des épreuves nettes.

On reliera le pôle *négatif* de la bobine à la spirale d'aluminium de la soupape et la petite électrode à la cathode de l'ampoule radiogène.

Le réglage du degré de vide de la soupape sera fait ainsi qu'il est indiqué dans l'intéressant article de M. Gallot (*Archives d'Electricité médicale*, 10 janvier 1908, p. 37).

On reconnaîtra qu'une soupape est bien réglée pour

une ampoule émettant des rayons n° 4 à 5 du radiochromètre de Benoist, à l'aspect suivant qu'a décrit M. le Professeur agrégé Nogier (1) : la lueur à l'intérieur de la spirale S est rose-carminée pâle ; la surface interne de la panse de la soupape est tapissée d'une lueur mauve-rosée BB' B" qui va en s'élargissant à mesure qu'on se

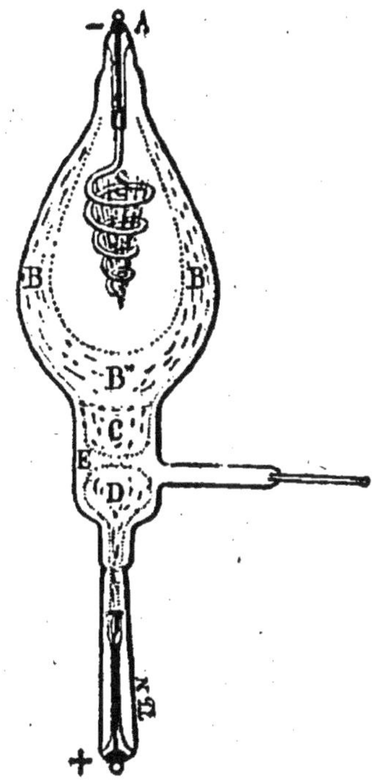

FIG. 1. — Aspect d'une soupape de Villard convenablement réglée pour une ampoule donnant des rayons 4-5 Benoist.

rapproche de la partie rétrécie. En C elle devient rose clair, puis on note un petit espace obscur en E, un peu au-dessus du diverticulum où est soudé l'osmo-régu-

(1) Th. Nogier. — Ce qu'il faut avoir et ce qu'il faut savoir pour faire une bonne radiographie des voies urinaires. (*Archives d'électricité médicale*, 25 mars 1908.)

lateur. Enfin, en D, la lueur est d'un blanc rosé brillant jusqu'au niveau de la petite électrode de la soupape. Quant à la région A, c'est à peine si elle sera teintée de rose ; elle ne devra point présenter de coloration verte permanente pendant le passage du courant.

Transformateurs. — Les interrupteurs même les plus parfaits ont avec le temps un fonctionnement moins régulier, ils demandent de plus un nettoyage d'autant plus fréquent que le service auxquels ils sont soumis est plus intense. Aussi plusieurs techniciens préfèrent-ils remplacer ces appareils par des machines beaucoup plus robustes et à rendement meilleur.

On se sert alors de transformateurs industriels à circuit magnétique fermé, soigneusement isolés et même immergés dans de l'huile.

Le *grand appareil d'Arsonval-Gaiffe* donne de bons résultats lorsqu'on dispose du courant alternatif, mais il nécessite l'emploi de deux soupapes pour arrêter l'onde inverse, ce qui est un inconvénient assez sérieux.

Bien des techniciens, à l'étranger surtout, lui préfèrent l'appareil Snook ou l'appareil Idéal ou encore le Grissonator.

L'appareil de Snook et *l'appareil Idéal* sont au fond le même appareil, le premier construit en Amérique, le second en Allemagne. Leur principe, déjà décrit par Kock en 1904 (*Annalen der Physik*, vol. 4), consiste à envoyer dans un transformateur à huile un courant alternatif à haute tension qui est redressé ensuite au secondaire par un commutateur tournant à haute tension et changé ainsi en un courant « pulsatoire » ou ondulatoire.

Si le courant dont on dispose est du courant continu, ce courant est reçu par un convertisseur tournant (moteur-dynamo) qui le transforme en courant alternatif sinusoïdal que l'on envoie dans le transformateur. Dans ce cas, le commutateur à haute tension est calé sur l'arbre du convertisseur, ce qui assure le synchronisme parfait entre la production des ondes alternatives et leur redressement. L'appareil permet d'avoir une puissance maxima de 4 kilowatts au moins au secondaire du transformateur. Il ne débite que du courant d'un seul sens éminemment propre à l'alimentation idéale d'une ampoule.

Si le courant mis à la disposition du médecin est du courant alternatif, ce courant est envoyé directement dans le transformateur à huile pendant qu'un moteur synchrone calé sur l'arbre du redresseur tournant redresse successivement les ondes du courant alternatif à haute tension sortant du transformateur. La puissance de l'appareil peut être quelconque ; elle est généralement réglée pour 5 kilowatts en marche intensive.

Avec l'appareil Snook ou Idéal, la lumière de l'ampoule est comparable, comme fixité, à celle d'une lampe à incandescence ; il en résulte que la radioscopie est plus facile et qu'on peut saisir les moindres détails. Quant à la radiographie, la puissance de l'appareil est si grande qu'il n'existe actuellement aucune ampoule capable de résister plus de quelques secondes au fonctionnement maximum. L'appareil Snook ou Idéal est donc merveilleusement adapté à la radioscopie ou à la radiographie oculaire.

Grissonator. — Les radiographies de notre thèse n'ont pourtant pas été faites avec cette robuste machine. M. le Dr Nogier utilise, en effet, un appareil basé sur un principe très différent et construit par Grisson, de Berlin.

Le Grissonateur ne comporte pas de transformateur à circuit magnétique fermé et à huile mais un transformateur très robuste à circuit magnétique ouvert donnant jusqu'à 40 centimètres d'étincelle. Il fonctionne sans interrupteur sur courant continu dont la tension peut varier de 110 à 500 volts.

Le principe de l'appareil est le suivant, d'après le Dr Th. Nogier (1) : « Supposons qu'on monte en tension le primaire d'un transformateur et un condensateur de très grande capacité ; au moment où on ferme le circuit en reliant les fils extrêmes aux bornes du secteur, le courant va « se ruer » dans le condensateur pour le charger. La charge parachevée, le condensateur constitue une barrière infranchissable au courant, si bien qu'à la rupture aucune étincelle ne se produit, malgré la présence d'une bobine de self dans le circuit. Ce qui vient de se passer dans le primaire du transformateur trouve un écho parfait dans le secondaire. A l'écoulement instantané du courant (qui diminue peu à peu pour se réduire à zéro) correspond une pulsation à haute tension assez rapidement amortie ; c'est le courant *induit de fermeture*. C'est ce courant que l'on utilise dans l'ampoule.

« A la rupture, puisqu'il y a équilibre au primaire

(1) Le Grissonateur, *Archives d'électricité médicale*, n° 261, 10 mai 1909.

entre le courant du secteur et l'énergie accumulée par le condensateur, on ne note ni étincelle ni courant induit : le courant d'ouverture est donc théoriquement supprimé.

« Pour produire un nouveau courant de fermeture, il faut replacer le condensateur dans son état initial, c'est-à-dire le décharger. C'est là qu'intervient un commutateur tournant à basse tension dont la vitesse peut atteindre 100 tours à la seconde. Ce commutateur inverse périodiquement les connexions entre le secteur et le condensateur.

« En pratique, et malgré les affirmations du constructeur, le Grissonateur donne aux très hautes intensités un courant d'ouverture, mais la tension de ce courant est faible et on peut l'arrêter facilement avec une soupape de Villard. »

La puissance du Grissonator est très grande ; elle n'est limitée que par la capacité des condensateurs. Quand cette capacité *double* la puissance de l'appareil *quadruple*. En radioscopie, le Grissonator donne une très belle luminosité de l'ampoule, sans papillotements ; en radiographie, il permet d'obtenir des radiographies de tête en position *latérale* en 6 secondes, 3 secondes, 1,5 seconde, à 50 centimètres de l'anticathode, lorsqu'on emploie 6, 8 ou 12 condensateurs de 500 microfarads et une ampoule demi-molle. Avec une ampoule dure on peut diminuer de moitié ces temps de pose déjà très courts. C'est l'instantanéité pratique.

On nous objectera peut-être que les appareils que nous venons de décrire sont fort compliqués et fort coûteux. La critique est justifiée, mais il faut bien savoir qu'on n'arrive à faire un diagnostic *certain* en radiographie oculaire qu'à la condition d'avoir des appareils très puissants permettant de réduire à un temps très court la pose photographique. L'œil est, en effet, un organe d'une mobilité extrême et le moindre mouvement peut, lorsqu'il s'agit de corps très petits, faire méconnaître les corps étrangers. Le Dr Nogier nous a cité des exemples où le fait s'était produit chez plusieurs radiographes différents outillés pour faire seulement de la radiographie *posée* alors qu'une seule épreuve extra-rapide avait permis de faire immédiatement le diagnostic.

AMPOULES

Toutes les ampoules ne sont pas bonnes pour les recherches dont il est question dans cette thèse. Elles peuvent être mauvaises pour deux raisons : 1° leur manque de robustesse ; 2° l'imperfection de leur foyer.

I. Avec les appareils puissants que nous avons sommairement décrits, les ampoules ordinaires ne peuvent servir. En radiographie extra-rapide, on ne peut utiliser que les ampoules à anticathode très volumineuse et en métal. Les ampoules à anticathode refroidie à l'eau sont instantanément mises hors de service.

Les meilleures ampoules pour la radiographie extra-rapide sont les ampoules Bauer (type Moment), Gundelach (type Moment), Müller (type Mammouth), Polyphos (type platine-fer ou iridium fer). Nous verrons plus loin comment il faut les régler mais nous pouvons dire dès maintenant que très peu d'ampoules neuves sont capables de donner une excellente radiographie.

II. Il est une autre raison pour laquelle une ampoule même très robuste peut ne rien valoir pour la radiographie oculaire, nous voulons parler de l'imperfection du foyer.

Lorsque le point de l'anticathode frappé par le faisceau cathodique est très petit, l'image des objets radiographiés est très nette. Si la largeur de ce point augmente, autrement dit si la surface du foyer s'aggrandit, l'ombre de l'objet s'entoure d'une pénombre qui peut faire disparaître l'objet surtout s'il est très petit. Il est donc nécessaire, pour la radiographie de *précision* d'employer des *ampoules de précision*, ou des ampoules dont la finesse de foyer a été préalablement mesurée. On se sert pour cela du focomètre de Rosenthal. Une ampoule dont le foyer est trop large sera impitoyablement rejetée; elle serait une source indéfinie d'erreurs de diagnostic dans les cas délicats.

Les ampoules-précision (Präcizion-Röhre) du Dr Rosenthal sont certainement les meilleures au point de vue de la finesse du foyer mais leur emploi est assez délicat et demande du tact et de la prudence.

Réglage des ampoules pour la radioscopie et la radiographie oculaires. — Supposons que nous possédions une ampoule très robuste dont le foyer soit très petit (très fin). Comment devons-nous l'employer pour en tirer tout le parti possible?

Il faut se souvenir d'abord que la meilleure ampoule est à la merci d'*une seule* fausse manœuvre et le dommage est d'autant plus grand que l'ampoule était plus parfaite.

L'ampoule doit d'abord *être mûrie* à petit régime. De cette façon son degré de vide ne baissera pas lors d'un examen radioscopique un peu prolongé ou lors d'une radiographie intensive. Une ampoule bien mûrie vaut beaucoup mieux qu'une neuve; sa paroi de verre est colorée en violet dans l'hémisphère placé au-dessous de l'anticathode.

Avant de commencer l'examen l'ampoule sera réglée au moyen de son régulateur de façon à émettre des rayons n° 5 Benoist pour la radioscopie. Ce même réglage donnera des rayons n° 7 aux fortes charges de la radiographie intensive.

Les câbles amenant le courant à l'ampoule seront correctement reliés à celle-ci et solidement fixés à ses extrémités. Les *agrafes instantanées universelles* décrites par le Dr Th. Nogier (1) semblent particulièrement pratiques.

L'ampoule sera enfin placée sur un cadre clinique de façon à permettre son déplacement en tous sens.

APPAREIL RADIOLOGIQUE UNIVERSEL DU Dr TH. NOGIER

Le cadre clinique de Guilleminot-Béclère, ancien modèle, suffit pour faire un bon examen. Mais il est *nécessaire* de le posséder.

Faire de la radioscopie avec une ampoule même excellente placée sur un mauvais support c'est se comporter comme un violoniste qui aurait d'excellentes cordes sur une mauvaise boîte à violon.

Avec le Dr Th. Nogier nous estimons qu'une ampoule doit pouvoir monter, descendre, glisser de droite à

(1) TH. NOGIER. — Agrafes instantanées universelles. *Archives d'électricité médicale*, 10 décembre 1909, p. 923.

gauche et inversement. Elle doit être munie d'un *diaphragme* pour localiser sur l'écran la plage lumineuse et rendre ainsi plus distincts les objets observés. Et toutes ces manœuvres doivent se faire sans quitter le blessé. Ainsi se trouvent condamnés tous les supports sans diaphragme et tous les supports à poignées de serrage multiples que l'on ne peut actionner que par un perpétuel va et vient de l'opérateur ou que par la collaboration d'un aide qui n'exécute hélas! pas toujours très exactement le mouvement commandé.

Mais si le simple cadre clinique de Guilleminot-Béclère suffit pour l'examen, l'emploi du cadre clinique perfectionné par le D[r] Th. Nogier permet de donner une précision plus grande avec une protection parfaite de l'opérateur. Cet appareil a été décrit longuement dans le *Lyon Médical* (15 août 1909) Il se prête admirablement à la radioscopie de même qu'à la radiographie oculaire.

« La *radioscopie* est possible dans tous les cas, simples ou compliqués. On dispose, en effet, non seulement du classique *diaphragme-iris* de Béclère, mais encore du *diaphragme multiplex universel* qui permet toutes les combinaisons possibles (fentes diversement orientées, rectangles, carrés de différentes dimensions, cercle). La commande de ce diaphragme se fait *à distance* à l'aide d'un mécanisme simple et ingénieux, indéréglable.

« Pour faire une bonne radioscopie l'*écran* aussi doit être *mobile* dans toutes les directions. Cette mobilité est assurée par une suspension spéciale d'une solidité à toute épreuve et s'opposant à toute chute de l'écran.

Enfin, un dispositif simple empêche les cordelettes de sortir de la gorge des poulies lorsqu'on abaisse ou qu'on élève un peu rapidement l'écran dans l'obscurité.

« La *radiographie* peut se faire avec toutes les inclinaisons possibles de l'ampoule autour d'un axe horizontal. Une *double échelle graduée* permet de repérer immédiatement l'ampoule aussi bien pour la radiographie simple que pour la radiographie stéréoscopique.

« Si l'on veut employer des *localisateurs*, on les fixe immédiatement en avant de l'ampoule et chaque localisateur poussé au fond de la glissière qui le reçoit est immobilisé en bonne position par un ressort automatique.

« Pour les radiographies spéciales nécessitant la compression ou l'immobilisation, on remplace les localisateurs cylindriques par le compresseur spécial. Il permet l'emploi d'une pelote de luffa ou de ouate hydrophile si l'on veut suivre la technique allemande ou d'un ballon élastique si l'on adopte la technique française préconisée par Béclère. Mais dans ce dernier cas, au lieu de comprimer au petit bonheur avec un ballon qui glisse ou qui éclate, on comprime dans l'axe du localisateur lui-même, au moyen d'un ballon solidement maintenu et soutenu par une *jante amovible* qui transforme le compresseur simple en *pneumo-compresseur.* »

Ce n'est pas tout. Pour *repérer la distance de l'anticathode à la plaque* radiographique, un index fixé sur le montant de droite du cadre porte-ampoule glisse devant une règle graduée en centimètres qui sert à déterminer sa position. On peut ainsi se placer à une *distance optima* pour une bonne radiographie. Le Dr Nogier a montré en effet (1) qu'il ne faut pas adopter une distance fixe de l'anticathode à la plaque pour des régions d'épaisseurs différentes. On commet ainsi de sérieuses erreurs.

---

(1) Th. Nogier. — Importance du facteur distance en radiographie (*Archives d'électricité médicale*, 10 octobre 1909).

Technique de la radioscopie oculaire

L'appareil radiologique universel étant disposé comme l'indique la fig. 2, on ferme soigneusement les stores noirs de la salle d'examen de façon à commencer la radioscopie dans les meilleures conditions. Le séjour dans l'obscurité doit être de *vingt minutes* environ. Béclère a montré que, dans ces conditions, l'*acuité visuelle* ou *sensibilité visuelle proprement dite* croissait dans la proportion de 1 à 220.

Il n'est pas nécessaire pour arriver à cette sensibilité visuelle d'être dans une obscurité absolue. Le cadre clinique du Dr Nogier porte sur le montant de droite deux boutons, l'un blanc et l'autre noir. En appuyant sur le bouton *blanc*, on allume une lampe à incandescence entourée de papier jaune orange. A cette lumière atténuée on interroge le blessé et on prend des notes sur son cas. Les vingt minutes écoulées on appuie sur le bouton *noir* et la lampe s'éteint. Tout est prêt pour l'examen.

On met le blessé entre l'ampoule et l'écran, la tempe du côté blessé contre l'écran fluorescent. On allume l'ampoule et par le jeu de la manivelle de gauche (fig. 2) on élève l'ampoule et son diaphragme jusqu'au niveau de l'œil blessé.

Si l'on *voit* le corps étranger on peut affirmer sa présence, si on ne le *voit pas* il peut exister mais être trop petit pour être aperçu à l'écran.

On fixe alors au-devant de l'ampoule un des localisateurs du plus petit calibre (5 centimètres de diamètre), on prie le blessé d'appuyer contre lui le rebord externe de l'orbite du côté sain, et l'on tâche, dans ces conditions, de découvrir à nouveau le corps étranger. Il arrive souvent que le corps étranger devient alors visible dans ce petit pinceau de rayons X.

Le corps étranger étant vu, la radioscopie permet d'être fixé immédiatement et d'une façon approximative sur sa *position*.

On prie le blessé de regarder d'abord horizontalement devant lui, puis en haut, enfin en bas et on regarde attentivement ce que devient l'ombre du corps étranger dans ces conditions.

Monte-t-elle quand le blessé regarde en haut et descend-elle quand il regarde en bas, il s'agit d'un corps étranger du *segment antérieur de l'œil*.

Les mouvements du corps étranger sont-ils de sens inverse aux mouvements de l'œil, le corps étranger est dans le *segment postérieur*.

On peut aller plus loin et dire si le corps étranger est dans le quadrant supérieur ou dans le quadrant inférieur de l'œil. Avec le Dr Nogier nous adoptons la technique déjà ancienne préconisée par le Dr Guilloz, professeur-adjoint à la Faculté de Médecine de Nancy.

A l'aide d'une petite bandelette de papier gommé ou mieux de *leucoplaste* on colle sur la tempe un fil métallique (un fil de plomb de coupe-circuit). Ce fil métallique est placé de telle sorte qu'il coïncide avec le plan horizontal passant par le centre de rotation du globe oculaire. On dispose le centre d'émission des rayons dans le plan ainsi déterminé. Le diaphragme-iris de Béclère se prête merveilleusement à cette manœuvre, le diaphragme multiplex universel du Dr Nogier mieux encore. On circonscrit à l'aide de ces diaphragmes une plage losangique

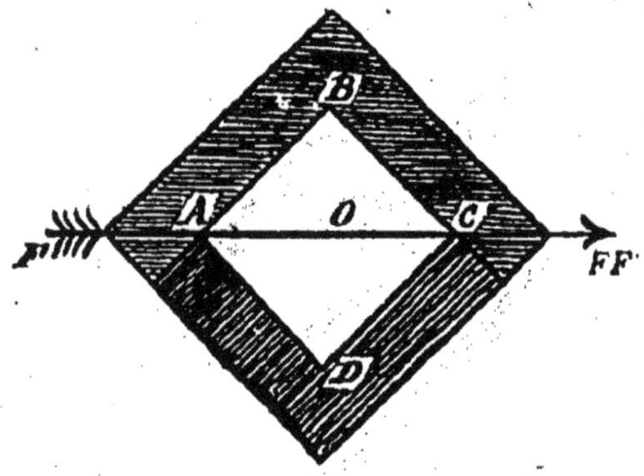

FIG. 3 Disposition du fil repère horizontal placé sur la tempe par rapport au diaphragme iris

A B C D (fig. 3) et on règle le rayon d'incidence normale venant de l'ampoule de telle sorte qu'il passe par le centre O du losange. Pour l'examen de l'œil blessé on élève ou on abaisse le diaphragme jusqu'à ce que le fil métallique collé sur la tempe FF' coïncide avec la diagonale AC du losange. Dans ces conditions le *centre d'émission des rayons X passe bien dans le plan déterminé par le fil.*

On observe alors ce qui se passe quand le blessé regarde en haut et en bas.

Supposons le corps étranger dans le segment antérieur

de l'œil. Si le corps étranger *s'éloigne* du fil quand l'œil regarde en haut il est dans le *quadrant supérieur*, s'il *se rapproche* du fil il est dans le *quadrant inférieur*.

Si le corps étranger est dans le segment postérieur de l'œil, il est dans le *quadrant postéro-inférieur* quand son image s'éloigne du fil horizontal au moment où l'œil regarde en haut. Il est dans le *quadrant postéro-supérieur* quand son image se rapproche du fil.

Comme on le voit, cette méthode est celle des déplacements parallactiques de l'image et de l'objet. Elle est déjà infiniment précieuse puisqu'elle permet de dire :

1° S'il existe un corps étranger ;

2° Quelle forme il a ;

3° Où il se trouve approximativement.

Une question n'a pas été résolue par cet examen. Le corps étranger se trouve-t-il du côté temporal ou du côté nasal de l'œil blessé ?

La radioscopie ne peut pas toujours donner une réponse certaine parce qu'il faut procéder à un examen occipito-frontal de la tête ce qui représente une épaisseur de 20 centimètres au moins de tissus à traverser.

Avec les appareils très puissants que l'on possède aujourd'hui on peut cependant tenter fructueusement cette recherche, surtout si le corps étranger est un peu volumineux. On opère de la façon suivante :

On colle avec deux petites bandes de leucoplaste un fil de plomb *vertical* passant par le centre de la pupille. On place l'écran au platino-cyanure de baryum tout contre le nez du blessé, l'ampoule se trouvant du côté de l'occipital, un peu à gauche du plan médian si on examine l'œil droit, un peu à droite si on examine l'œil gauche.

On lance ensuite dans l'ampoule un courant *aussi puissant que possible*, comme si l'on voulait faire une radiographie et pendant les *quelques secondes* que dure l'éclairage on se hâte de regarder la position du corps étranger par rapport au fil repère. Cette méthode est très recommandable.

Technique de la radiographie oculaire

La radioscopie n'a pu nous fixer sur les dimensions exactes du corps étranger, sur sa situation précise à l'intérieur de l'œil. Pour obtenir ces renseignements il faut s'adresser à la méthode radiographique qui permet de plus d'avoir une preuve évidente et durable de la présence du corps étranger, de conserver les données qui servent à sa localisation. Elle permet aussi, comme le dit le professeur Guilloz de savoir si la détermination de la place du corps étranger est en faute quand on n'a pu l'extraire « ou si l'insuccès tient aux difficultés inhérentes à l'opération. Certains chirurgiens auront, en effet, une tendance naturelle à ne considérer comme bien déterminés que les corps qu'ils auront pu extraire. »

Nous avons à considérer, pour obtenir de bons résultats, la position à donner à la plaque sensible, la position à donner au patient et à sa tête, la façon de prendre les épreuves et de les interpréter.

Position de la plaque. — On a utilisé diverses positions de la plaque pour la radiographie des corps étrangers de l'œil. Van Duyse obtint pour la première fois le 5 mars 1896 une image d'un corps étranger placé dans le segment antérieur de l'œil en plaçant une petite plaque sensible dans l'angle interne de l'orbite. Les rayons arrivaient du côté temporal.

D'autres auteurs ont placé la plaque contre la joue, dans les fosses nasales. Ces méthodes ont perdu de leur intérêt depuis la radiographie extra-rapide.

On n'emploie plus guère que deux positions de la plaque. Dans la première la plaque est placée contre la *paroi temporale*. C'est la méthode de choix, la paroi temporale plane donnant une position bien déterminée au plan de projection. — Dans la seconde la plaque est *placée de face contre l'orbite* les rayons venant de derrière la tête.

Position du patient. — Sur une table placée entre les montants du cadre porte-ampoule le patient est couché de côté, les deux jambes à demi-repliées pour donner à son corps plus de stabilité. L'épaule du côté de l'œil blessé repose sur un oreiller et la tête appuie sur un petit tabouret de 12 centimètres de hauteur. On doit, suivant le conseil de Guilloz, incliner la tête de façon que le plan sagittal du crâne et le plan de la plaque forment un angle de 30 degrés. De cette façon le globe oculaire projette son image complètement en dehors de l'image de l'orbite (1). On arrive très simplement à donner à la tête la position requise en priant le patient de faire appuyer non pas l'oreille sur la plaque, mais la région temporale. Lorsque l'*apophyse orbitaire externe*

(1) Pour repérer la position du pôle antérieur de l'œil on colle sur les paupières closes un fil de plomb. Un petit nœud fait à ce fil indique la position de la fente palpébrale.

du frontal arrive à toucher la plaque, la position est bonne. On cale la tête au niveau de l'occipital au moyen d'un sac de sable incomplètement rempli.

Prise des épreuves. — Après avoir placé sous la tempe du blessé une plaque photographique, on arme ensuite le cadre de Guilleminot-Béclère ou l'appareil radiologique du Dr Nogier du pneumo-compresseur (fig. 4) que l'on abaisse jusqu'au contact du crâne. Si l'on manque de ballon élastique, on démonte la jante amovible et on intercale entre le crâne et le bord du compresseur une forte couche de ouate. De cette façon, l'immobilisation de la tête est parfaite. On pique alors sur le montant du cadre que regarde le patient une épingle à tête blanche en verre et on le prie de fixer *bien exactement* ce point. On actionne alors l'ampoule pendant les quelques *secondes* que doit durer la radiographie extra-rapide : la radiographie est faite.

On enlève alors la plaque impressionnée, on la remplace par une autre, puis on prie le blessé de déplacer son œil. On pique pour cela l'épingle *de l'autre côté* du montant du cadre porte-ampoule et on la lui fait fixer. On procède alors à une deuxième radiographie.

On enlève cette deuxième plaque, on la remplace et on prie le blessé de regarder toujours l'épingle que l'on fixe cette fois sur le *milieu* du montant du cadre radiographique. On prend alors un troisième cliché.

Ces trois clichés suffisent pour déterminer la position de l'objet ou des objets intra-oculaires.

En faisant occuper à l'œil trois positions différentes, on a, comme en radioscopie, utilisé la méthode des déplacements parallactiques de l'œil et de l'objet (méthode de Grossmann).

Le premier cliché donne l'image du corps étranger pour l'œil regardant en haut ;

Le second, l'image pour l'œil regardant en bas ;

Le troisième, l'image pour l'œil regardant droit devant lui.

Remarquons que lorsque l'œil se meut autour de son centre de rotation, ce centre seul reste immobile : l'hémisphère antérieur et l'hémisphère postérieur se déplacent en sens inverse.

Comparons alors le *premier* cliché au *troisième*, deux cas peuvent se présenter :

1° L'objet ne s'est pas déplacé :

a) Il est intra-oculaire et coïncide avec le centre de rotation de l'œil (cas très rare) ;

b) Il est extra-oculaire et se trouve dans l'orbite.

2° L'objet s'est déplacé (il est donc intra-oculaire) :

a) Le déplacement s'est fait de bas en haut (l'objet est dans le segment antérieur de l'œil) ;

b) Le déplacement s'est fait de haut en bas (l'objet est dans le segment postérieur).

A la rigueur, ces deux clichés sont suffisants.

La comparaison du *deuxième* cliché au *troisième* fournit la contre-épreuve. Si l'objet ne s'est pas déplacé, les conclusions sont les mêmes que ci-dessus. Si l'objet s'est déplacé, il est *intra-oculaire ;* mais si le déplacement s'est fait de bas en haut, l'objet est dans le segment *postérieur* de l'œil ; si le déplacement s'est fait de haut en bas, l'objet est dans le segment *antérieur*.

Ces renseignements sont bien suffisants dans la pratique.

L'examen, dira-t-on, nécessite *trois plaques*, mais la dimension 13×18 est suffisante ; on peut même avec un peu d'habitude opérer sur des 9×12.

Du même coup la radiographie nous a donné la forme du corps étranger, sa position et nous a fourni trois documents dont nous pouvons tirer les données numériques puisque nous avons suivi une technique très précise.

L'emploi du cadre de Guilleminot-Béclère et l'utilisation du localisateur-compresseur du Dr Nogier donne en effet agrandissement de 1,02 à 1,05 pour un corps étranger de longueur égale à 1 placé à la hauteur de l'œil qui est le plus voisin de la plaque (1).

---

(1) Nous supposons le diamètre bi-temporal de la tête égal à 17 centimètres et les écarts extrêmes du corps étranger à la plaque compris entre 15 millimètres et 40 millimètres.

Limites du diagnostic radiologique

Lorsqu'on étudie les corps étrangers intra-oculaires au moyen des rayons X, il y a lieu de se demander quelles sont les limites de la méthode, autrement dit quelle est la sensibilité de ce procédé d'investigation.

Il y a lieu de distinguer tout d'abord entre la méthode radioscopique et la méthode radiographique.

1° *Méthode radioscopique.* — C'est une méthode infidèle, si l'on ne dispose pas d'appareils très puissants, car avec un éclairage insuffisant et un œil mal reposé, l'observateur peut laisser échapper des fragments de métal assez volumineux, et à plus forte raison des fragments de pierre et de verre qui sont moins opaques.

Un bon procédé pour éviter les erreurs de diagnostic est le suivant, lorsqu'on est bien outillé : on commence par examiner l'œil avec une faible puissance de l'ampoule ; puis, si l'on ne voit rien, on lance dans l'ampoule le maximum de courant pendant quelques secondes. A ce vif éclairage, on aperçoit les moindres détails.

La manœuvre qui consiste à passer rapidement d'une intensité faible à une intensité très forte, est facile avec le

Grissonateur, elle est plus facile encore avec l'appareil Snook ou l'appareil Idéal, car le tableau de commande est placé à côté de l'opérateur.

2° *Méthode radiographique.* — La méthode radiographique donne pour l'œil une sûreté de diagnostic incomparable, à la condition que les clichés soient faits suivant une technique précise.

En 1905, M. le Professeur agrégé Guilloz écrivait : « Je crois qu'il doit être extrêmement rare de rencontrer des corps étrangers métalliques profondément situés et trop petits pour pouvoir être décelés par des radiographies de la région orbitaire *soigneusement exécutées*. La petitesse du corps étranger est évidemment une difficulté à sa reconnaissance et à sa localisation, mais j'ai pu déceler souvent pour des extractions des éclats de fer ou d'acier de poids inférieur à 1 milligramme. Sur ces radiographies, les ombres sont tellement nettes et indiscutables, que l'expérience prouve que la radiographie indiquerait avec sécurité des particules encore bien plus petites. »

Ce que permettait la radiographie ordinaire en prenant mille précautions pour immobiliser le malade, la *radiographie extra-rapide* le permet bien plus facilement encore. Elle recule de beaucoup les limites du diagnostic des corps étrangers intra-oculaires. Pour estimer les *limites de la visibilité* de ces corps étrangers, M. le Dr Nogier a répété une expérience due au Dr Grashey, de Münich. On prend de la limaille de fer très fine, dont quatre ou cinq parcelles pèsent ensemble *un dixième de*

(1) *Archives d'Electricité médicale*, 1905, p. 905.

milligramme. On en saupoudre une bande de leucoplaste, que l'on fixe à la face dorsale d'un avant-bras, dont la partie ventrale repose sur une plaque photographique. Bien que ces minuscules fragments pesant *un quarantième* ou *un cinquantième de milligramme,* soient éloignés de la plaque de 4 à 5 centimètres, et soient, par conséquent, dans la position la plus défavorable, on peut les distinguer presque tous sur l'image obtenue d'une façon extra-rapide avec une ampoule à foyer très fin. Cette expérience est même par trop démonstrative. Jamais une parcelle de métal aussi petite n'aurait une force vive suffisante pour pénétrer profondément dans l'œil. Bien habile aussi serait le chirurgien capable d'extraire une paillette aussi minuscule. Lorsqu'une radiographie extra-rapide irréprochable ne montre aucun corps étranger, on peut donc nier l'existence d'un fragment *métallique tout au moins.* Il y a lieu de faire quelques réserves pour les fragments de *pierre* et de *verre* qui sont beaucoup plus transparents que les métaux aux rayons X, mais qui sont cependant très visibles dès qu'ils atteignent une dimension appréciable. Ce n'est, du reste, qu'à ce moment qu'ils ont des chances de pénétrer par effraction dans l'œil.

Quant au *bois,* la radiographie ne peut donner que rarement un renseignement utile. L'*aluminium* en petites parcelles se comporte comme le bois. Mais ces deux substances de densité très faible sont rarement capables de traverser les membranes de l'œil ou ne les traversent qu'en gros fragments, qui ne laissent pas le diagnostic indécis.

Les ophtalmologistes nous objecteront peut-être qu'il

n'est pas besoin de la radiographie pour affirmer la présence et préciser la situation d'un corps étranger dans l'œil, que l'ophtalmoscope suffit. Nous sommes de leur avis quand le corps étranger est visible ; mais même dans ce cas la radiographie garde toute sa valeur à cause de sa précision.

Valeur relative des diverses méthodes utilisées pour le diagnostic des corps étrangers intra-oculaires.

Nous avons vu en commençant qu'il existe diverses méthodes pour faire le diagnostic des corps étrangers intra-oculaires : l'ophtalmoscope, l'examen clinique, les appareils spéciaux (magnétomètre, sidérophone, sidéroscope), l'électro-aimant. Ces méthodes ont une valeur très variable. Nous allons les étudier successivement et les comparer de façon impartiale aux méthodes radiologiques,

1° L'*ophtalmoscope* est sans contredit le procédé le plus simple, le plus rapide et le plus pratique pour faire un diagnostic de corps étranger intra-oculaire mais à la *condition expresse* que *le corps étranger soit visible*. Si les milieux de l'œil sont troubles (hémorrhagie, cataracte traumatique, hypopyon), l'ophtalmoscope ne peut plus servir tandis que la radiographie garde toute sa valeur.

2° L'*examen clinique*, que l'on emploie le procédé de Berlin (rétrécissement du champ visuel à sa partie supérieure), ou le procédé de Artl (douleur au niveau du corps étranger lorsqu'on appuie sur la sclérotique en ce point avec un fin stylet mousse) est un mode de diagnostic bien imparfait et bien imprécis, infiniment au-dessous de la radioscopie ou de la radiographie.

3° Le *magnétomètre*, le *sidérophone* et le *sidéroscope* sont assez fréquemment employés par les ophtalmologistes, le dernier appareil surtout.

Mais le sidéroscope, comme les instruments basés sur le principe de la déviation d'une aiguille aimantée, ne peut servir que dans le cas de corps étrangers *magnétiques* (fer et nickel). Il faut de plus que le corps magnétique ait un certain volume et qu'il soit placé dans le segment antérieur de l'œil, ce qui restreint les indications de l'instrument.

L'emploi du sidéroscope devient du reste de plus en plus difficile et ses indications de plus en plus aléatoires pour une autre raison. La délicatesse de la suspension de l'aiguille fait que l'instrument dévie sous l'influence des moindres trépidations ou des courants électriques. Or, dans les villes, la circulation des voitures sur les pavés et les progrès de la traction électrique font que les oscillations de l'aiguille de l'appareil et du miroir qui y est joint rendent les lectures très difficiles. Le Dr Nogier, qui s'est servi à plusieurs reprises de l'appareil, dit textuellement (1) : « Nous avons eu, à plusieurs reprises, l'occasion d'examiner des blessés au sidéroscope de Hirschberg, construit par Dörfell, de Berlin. Pour éviter les trépidations causées dans notre laboratoire de la Faculté par le passage des voitures nous avions été

(1) Th. Nogier.— Avantages de la radiographie extra-rapide pour la recherche et la localisation des corps étrangers de l'œil. (*Archives d'électr. médicale*, 10 septembre 1909).

obligés de transporter l'appareil dans les sous-sols. »
Malgré ces précautions, les fragments magnétiques de poids inférieur à 1 milligramme et surtout ceux siégeant dans le segment postérieur de l'œil ne parvenaient pas à influencer l'appareil. La radiographie extra-rapide était cependant d'emblée positive.

4° *L'électro-aimant*, comme le procédé précédent, ne s'applique qu'aux corps magnétiques, fer, acier, nickel, ce qui restreint beaucoup le champ d'exploration. Il ne permet de plus de faire un diagnostic que dans des conditions souvent dangereuses pour l'œil examiné. L'attraction de l'électro-aimant s'exerce toujours, en effet, suivant le plus court chemin séparant le fragment métallique du pôle de l'aimant. Or, si ce chemin n'est pas rigoureusement celui de la blessure, le corps étranger se déplace, se fixe profondément dans les membranes internes de l'œil, causant ainsi de nouveaux désordres et augmentant les difficultés de l'extraction. L'emploi de l'électro-aimant n'est qu'un pis-aller : c'est une méthode dangereuse et douloureuse.

5° La *radioscopie*, au contraire, n'est ni dangereuse, ni douloureuse. Elle s'applique aussi bien aux corps magnétiques qu'aux corps non magnétiques, elle ne fait pas varier la position du corps étranger et fixe immédiatement, d'une façon approximative du moins, sur sa situation. Elle a un champ plus étendu que l'ophtalmoscope, puisque les rayons X ne sont pas arrêtés par les opacités que ne traverse pas la lumière. La seule difficulté de la radioscopie est de posséder un appareillage puissant permettant d'avoir un éclairage suffisant. Nous avons vu plus haut la description des appareils à choisir et la façon de les utiliser quand on étudie l'œil.

6° La *radiographie* réunit tous les avantages de la radioscopie. Elle la surpasse même sur beaucoup de points. Elle donne en effet de l'objet une image dont les dimensions peuvent être exactement connues ; elle en définit la forme, que le corps soit visible ou non à l'ophtalmoscope, qu'il soit magnétique ou qu'il ne le soit pas, que ce soit du métal, de la pierre ou du verre. Ajoutons que la radiographie par les procédés extra-rapides n'est ni pénible ni longue, qu'elle n'est ni douloureuse ni dangereuse pour le blessé.

En considérant tous ces avantages, on peut dire qu'il n'est pas un organe plus que l'œil ayant besoin de l'examen aux rayons X. Le tableau synoptique ci-contre rend évidente cette proposition :

LE CORPS ÉTRANGER EST :	LES MILIEUX DE L'ŒIL SONT :	MÉTHODE A EMPLOYER :
1° De nature quelconque.....	1° Transparents	Ophtalmoscope.
	2° Opaques....	Ophtalmoscope inutilisable. Radioscopie. — Radiographie.
2° Seulement magnétique....	Transparents ou opaques.....	Sidéroscope et dérivés. Electroaimant. Radioscopie. — Radiographie.
3° De nature quelconque sauf bois et aluminium en petits débris.	Transparents ou opaques.....	Radioscopie et radiographie.

On voit que le sidéroscope et l'électro-aimant ont des indications très limitées, l'ophtalmoscope des indications un peu plus nombreuses, la radioscopie et la radiographie des indications tout à fait *générales*. Il est curieux de constater après cela le nombre infime des radioscopies ou de radiographies de la région oculaire demandées par les ophtalmologistes.

Mesures à adopter pour la localisation des corps étrangers

Pour repérer exactement un corps étranger intraoculaire à partir d'une radiographie donnée, il faut tenir compte :

1° de l'agrandissement causé par la projection radiographique ;

2° des dimensions de l'œil normal.

1° *Agrandissement causé par la projection radiographique.* — L'adoption d'une technique précise et l'emploi du cadre clinique du Dr Th. Nogier avec le localisateur-compresseur muni ou non de sa jante amovible donne, nous l'avons vu plus haut, au chapitre de la technique un agrandissement de 1,02 à 1,05 pour un corps étranger de longueur égale à 1 placé à la hauteur de l'œil qui est le plus voisin de la plaque. Pour connaître les dimensions exactes du corps étranger de même que pour ramener à leur valeur normale toutes les mesures faites sur la plaque, il suffira donc de diviser les chiffres trouvés par la moyenne : $\frac{1,02 + 1,05}{2} = 1,035$

On aura ainsi toutes les longueurs exactes à *15 millièmes près*, ce qui montre la précision de la méthode.

2° *Dimensions de l'œil normal.* — Supposons que nous

ayons obtenu de très bons clichés et repéré sur eux une série de dimensions. Une question se pose immédiatement : à quelle partie exacte de l'œil correspond l'emplacement du corps étranger ? On ne peut donner la réponse qu'en rappelant tout d'abord un certain nombre de données numériques.

A. — Le point autour duquel se produit la rotation de l'œil et qui nous a servi à diviser l'œil en deux segments, le segment antérieur et le segment postérieur, a une position un peu variable suivant les yeux. D'après Junge, puis Donders et Doyer, la distance de ce point au sommet de la cornée est, en moyenne

de $12^{mm},32$ pour les yeux hypermétropes,
de $13^{mm},56$ — emmétropes,
de $15^{mm},86$ — myopes.

Il sera donc bon de s'enquérir avant de donner des résultats numériques si le blessé avait un œil normal, un œil hypermétrope ou un œil myope.

B. — Pour déterminer la position du sommet de la cornée on se souvient que nous avons collé contre les paupières fermées un fil de plomb. C'est en moyenne à $1^{mm},5$ derrière ce fil que se trouve le pôle de la cornée. On déduira donc $1^{mm},5$ de toutes les mesures antéro-postérieures prises à partir du fil-repère antérieur. Les mesures ainsi corrigées seront dès lors comptées du pôle de la cornée.

C. — Pour ce qui concerne l'œil emmétrope lui-même, il faut se souvenir de diverses distances.

La distance moyenne de la face antérieure de la cornée à la face ant^{re} du

cristallin est de.................. 4^{mm} (Listing).
L'épaisseur moyenne du cristallin est de 4^{mm} (Listing).
La distance de la face post^{re} du cristallin
à la rétine est de................. $14^{mm},8$.
La longueur antéro-post^{re} de l'œil emmétrope est donc de............. $22^{mm},8$. (1)

Muni de ces documents, il sera facile de dire où se trouve un corps étranger invisible à l'ophtalmoscope.

Prenons deux exemples :

1° Soit un corps étranger se déplaçant pendant les mouvements de l'œil : il est donc dans l'œil.

Son ombre se déplace *dans le même sens* que l'œil examiné : il est dans le segment antérieur.

Son ombre *s'éloigne* du fil repère horizontal quand l'œil regarde en bas : il est dans le quadrant inférieur.

Son ombre est *à $11^{mm},2$ du fil repère antérieur* collé sur les paupières : elle est donc à $11,2 - 1,5 = 9^{mm},7$ du pôle de la cornée. Or, comme l'épaisseur de la cornée, de la chambre antérieure et du cristallin est de $4^{mm} + 4^{mm} = 8^{mm}$, le corps étranger se trouve dans le corps vitré à une profondeur de $9^{mm},7 - 8^{mm} = 1^{mm}7$, derrière la face postérieure du cristallin.

Enfin le corps étranger est distant du centre de rotation de l'œil de $13^{mm},56 - 9^{mm},7 = 3^{mm},86$ si l'œil blessé est emmétrope.

2° Soit un corps étranger ne se déplaçant pas pendant les mouvements de l'œil : il coïncide avec le centre de rotation de l'œil ou il est extraoculaire.

---

(1) Ce chiffre est celui de Helmoltz. Tscherning donne 24^{mm}, 6. En chiffres ronds cette longueur est comprise entre 23 et 25 millimètres.

Son ombre est à 27^{mm}2 du fil repère antérieur : il est à 27,2, — 1,5 = 25^{m},7 du pôle antérieur de la cornée.

Or, comme l'œil a, au plus, 25^{mm} de longueur cela prouve que le corps étranger est *extra-oculaire* et placé *derrière la rétine*.

On voit combien facile est le calcul des distances vraies rapportées à l'œil vivant quand on connaît celles du cliché.

Résultats de la méthode radiographique

Si l'on consulte la statistique de Coppez communiquée au Congrès de Paris (1890) sur la nature des corps étrangers intra-oculaires, on arrive au tableau suivant où les corps étrangers ayant pénétré par effraction dans l'œil sont rangés par ordre de fréquence :

Fer ou acier.
Grains de plomb.
Eclats de cuivre.
Eclats de pierre.
Fragments de zinc.
Eclats de bois.

La fréquence des corps étrangers métalliques ou des corps étrangers de densité bien différente des tissus (pierre) montre immédiatement combien la recherche radiographique doit être fructueuse.

Déjà, en 1901 (thèse de Abt, à Nancy), et avant la radiographie extra-rapide, une statistique portant sur 108 cas radiographiés donnait :

95 résultats positifs,
13 résultats négatifs (sur ces 13 cas la présence d'un corps étranger était très peu probable dans 3 cas).

C'était déjà un pourcentage de 87,9 pour cent de résultats positifs.

L'emploi de la radiographie extra-rapide et d'une technique appropriée permet d'élever ce pourcentage pour les corps métalliques et les éclats de pierre à 98 ou 99 pour cent au moins.

M. le professeur Guilloz, de Nancy, avait pu déceler un corps étranger de $0^{mm},4$ sur $0^{mm},1$, un éclat d'acier de 1 milligramme et un éclat de fer de 2 milligrammes. Le diagnostic d'éclats aussi petits était très délicat il y a 7 ou 8 ans ; il devient *facile aujourd'hui*. Les radiographies que nous reproduisons ici et qui sont dues à l'obligeance de M. le Professeur agrégé Nogier montrent ce que peut donner la méthode. Ajoutons que les clichés étaient bien supérieurs à la reproduction en phototypie et montraient nettement les parties molles de la face (nez, lèvres) qui disparaissent au tirage.

CHAPITRE III

OBSERVATIONS

OBSERVATION I

(Inédite)

Due à l'obligeance de M. Docteur AURAND

Résumé. — Corps étranger métallique implanté dans les membranes profondes de la sclérotique de l'OG visible à l'ophtalmoscope, visible en radiographie, avec cataracte traumatique et perforation de la cornée et de l'iris.

Deux tentatives d'extraction directe à l'électro-aimant de Haab et de Hirschberg par la voie sclérale postérieure sans succès. Mais extraction facile du corps étranger à l'électro-aimant de Haab par la voie antérieure après kératotomie et iridectomie compliquée d'issue légère du vitré. Extraction consécutive de la cataracte suivie du développement lent d'une irido-cyclite subaiguë entraînant le ramollissement du globe et la perte de la vision.

Développement parallèle sur l'œil sain 39 jours après l'accident d'une amblyopie sympathiqne hystéro-traumatique. Enucléation de l'œil blessé 4 mois après l'extraction du corps étranger.

OBSERVATION

Le 11 avril 1908 le nommé C..., ouvrier chaudronnier, se présente à ma consultation disant avoir été blessé le matin même à l'œil gauche par un fragment de la pointe d'un poinçon d'acier sur lequel il frappait avec un marteau pour percer un trou dans une plaque de tôle.

Je constate en effet sur la partie périphérique et supéro-interne de la cornée à 7 h. environ un petit nuage indiquant la trace d'une perforation. Sur l'iris je constate également une toute petite perforation triangulaire dans la même région et après dilatation pupillaire par l'atropine j'aperçois sur le cristallin deux petites opacités en forme de fer à cheval à convexité extrême et siégeant l'une sur la face antérieure, l'autre plus en dehors sur la face postérieure de la lentille comme le démontrent très nettement les déplacements inverses de ces taches dans les mouvements du globe.

Les deux taches sont donc les orifices d'entrée et de sortie du corps étranger qui a traversé obliquement et de part en part le cristallin. Enfin par l'examen ophtalmoscopique j'ai pu apercevoir dans le vitré quelques flocons sanguinolents flottants, puis à l'extrême périphérie du fond d'œil visible, en bas et en dehors, au-dessous des vaisseaux temporaux inférieurs, une tache de forme triangulaire à arêtes *vives et brillantes* et à sommet supérieur. Cette tache est en partie recouverte et entourée de sang. Au-dessus de cette tache on voit même une longue flammèche hémorragique et plus en dehors une petite zone grisâtre d'œdème rétinien avec une petite hémorragie semblant résulter d'une déchirure de la rétine à ce niveau.

Le globe n'est ni rouge ni douloureux et l'œil blessé qui est emmétrope a une acuité de 1/3.

L'autre œil également emmétrope a une acuité normale.

J'adresse le blessé au Dr Nogier pour être radiographié. (radiographie positive).

14 avril. — Depuis l'après-midi d'hier le malade se plaint de douleurs hémicrâniennes gauches avec photophobie et légère douleur intra-oculaire. En même temps les mouvements oculaires sont un peu douloureux. La vision est plus trouble. Légère douleur à la pression du globe en haut, sclérotique un peu rosée. Pas de synéchies postérieures. Le trouble cristallinien est un peu augmenté en arrière, cependant le vitré reste transparent et on peut encore voir à l'extrême périphérie du champ ophtalmoscopique, en bas et en dehors, vers 5 heures, un corps blanc à reflets bleuâtres apparaissant même plus nettement que les premières fois parce que le sang qui le couvrait s'est résorbé. Mais il y a encore tout autour un peu de sang avec un long filament hémorragique flottant en haut dans le vitré. Il s'agit évidemment d'un corps étranger métallique.

Le Dr Nogier nous fait d'ailleurs parvenir une note dans laquelle il nous signale la présence *d'un seul* fragment métallique de 1 m/m 5 de longueur dans l'œil. Devant les douleurs constatées à la pression du globe et la réaction vasculaire épisclérale, nous décidons de pratiquer l'extraction du corps étranger à l'électro-aimant de Haab dès le lendemain.

15 avril. — M. le professeur Rollet veut bien mettre à notre disposition l'électro-aimant de Haab de la clinique de l'Hôtel-Dieu, et après avoir fait une première application de la pointe de l'électro-aimant pour localiser aussi nettement que possible le corps étranger, je pratique au point du globe où cette application a été la plus douloureuse une ponction scléroticale méridienne à la lance, puis je fais une nouvelle application de l'électro-aimant de Haab au niveau de la plaie et dans son voisinage. Mais, malgré plusieurs tentatives, je n'obtiens aucun résultat.

Même insuccès avec le petit électro-aimant de Hirschberg. Je juge dès lors dangereux de faire d'autres tentatives dans cette rétine et je ferme la plaie par une suture conjonctivale, me proposant d'intervenir à nouveau après une nouvelle radiographie pour savoir si le corps étranger n'a pas été déplacé pendant la manœuvre.

25 avril. — Le Dr Nogier pratique une nouvelle radiographie et constate que le corps étranger s'est légèrement déplacé en haut.

28 avril. — Nouvelle tentative d'extraction à l'électro-aimant de Haab, puis à l'aimant de Hirschberg après incision scléroticale à la lance comme la première fois. Aucun résultat.

Nouvelle application de l'électro-aimant de Haab après kératotomie inférieure suivie d'une iridectomie qui amène aussitôt le fragment métallique.

Cette observation est intéressante par les réflexions qu'elle suggère et les enseignements qu'on en peut tirer.

Elle montre en effet que malgré l'ophtalmoscopie et la radiographie l'extraction par l'électro-aimant des corps étrangers métalliques intra-oculaires profonds par la voie sclérale postérieure qui semble *a priori* la plus directe, la plus rationnelle et la moins dangereuse, est très aléatoire.

En effet, si la sclérotomie et l'application de l'électro-aimant ne sont pas faites au siège précis du corps étranger, cette tentative ne réussira pas et n'aboutira qu'à enfoncer ou à fixer davantage dans la sclérotique le corps étranger soit normalement, soit obliquement, suivant que l'application de l'aimant sur la sclérotique aura été normale ou oblique par rapport au corps étranger.

L'application préalable sur la coque oculaire de l'électro-aimant, dans un but de diagnostic simple ou de localisation du corps étranger, arrivera aussi d'ailleurs au même résultat de *déplacer le corps étranger* en faisant de nouvelles lésions, pour *le fixer* dans la sclérotique alors qu'il en était peut-être éloigné. Cette application *au lieu de faciliter l'extraction* ne pourra donc que la rendre *plus difficile*, car on sait que les corps étrangers métalliques fixés dans la sclérotique peuvent résister à toutes les tentatives d'extraction électro-magnétique.

Je crois donc qu'il vaudrait mieux s'abstenir toujours de cette manœuvre de diagnostic à l'électro-aimant par la douleur oculaire localisée. En effet, si elle est séduisante par sa rapidité et sa commodité et pour cela s'emploie habituellement en clinique, elle n'en est pas moins très douloureuse pour le patient et peut devenir souvent plus nuisible qu'utile à la guérison de l'organe et à son avenir physiologique par les nouveaux délabrements qu'elle peut provoquer.

Je dirai donc volontiers que dans tous les cas de corps étrangers magnétiques intra-oculaires avérés ou seulement soupçonnés, il vaut mieux *abandonner de propos délibéré* et le *diagnostic à l'électro-aimant* et les tentatives d'extraction électro-magnétique par la voie postérieure et utiliser de préférence la radiographie avant tout et ensuite la voie antérieure. En appliquant la pointe de l'électro-aimant dans la région du limbe cornéen la plus rapprochée du corps étranger, celui-ci, s'il existe, soulèvera l'iris et il sera facile de l'extraire par une seconde application de l'instrument après kératotomie suivie d'iridectomie s'il est nécessaire.

Mais avant toute intervention, il faudra de toute nécessité bien localiser le corps étranger.

Deux cas peuvent se présenter :

Si le corps étranger intra-oculaire est visible à l'ophtalmoscoque, la radiographie sera toujours utile au point de vue documentaire et légal parce qu'elle donne une image du corps étranger et peut en faire connaitre les dimensions.

Si au contraire le corps étranger est invisible à l'ophtalmoscope, la radiographie deviendra *indispensable* aussi bien pour s'assurer de sa *présence* que pour le *localiser.*

La précision remarquable que peut donner la radiographie instantanée comme l'a habilement montré M. le Professeur agrégé Nogier, remplacera ainsi très avantageusement, dans tous les cas, la manœuvre douloureuse et dangereuse du diagnostic à l'électro-aimant. Quant à la question de savoir si l'on doit toujours intervenir dans les cas de corps étrangers magnétiques intra-oculaires profonds, notre cas semblerait y répondre par la négative puisque notre intervention s'est terminée par l'énucléation.

Etant donné la fréquence de l'ophtalmie sympathique dans les cas de corps étrangers intra-oculaires et les dangers de la sidérose consécutive, pour la conservation de la vision, il faudra au moindre signe d'intolérance ou d'infection, tenter au moins une fois l'extraction à l'électro-aimant.

Dans les cas de tolérance parfaite et de conservation relative de l'acuité visuelle, on pourra au contraire rester dans l'expectative armée.

La radiographie en nous fixant sur les dimensions du corps étranger, permettra, mieux que tout autre procédé, de décider le médecin en faveur d'une intervention ou de l'expectative armée.

OBSERVATION II

(Inédite)

Due à l'obligeance de M. le Dr Genet

Corps étranger métallique dans l'intérieur du cristallin

Le 31 octobre 1908 le nommé Henri G., âgé de 28 ans se présente au Dr Genet parce que depuis deux jours il ne peut pas lire de son œil gauche. Le malade interrogé déclare que le 28 octobre 1908, étant occupé à piocher, il ressentit tout à coup une légère douleur sur l'œil à laquelle il prit si peu garde qu'il continua son travail et termina sa journée comme si rien d'anormal ne s'était passé.

Le lendemain au matin, gardant cependant le souvenir de son accident, le blessé examine son œil, constate qu'il peut lire et se rend à son travail. Le 30 octobre cependant, c'est-à-dire deux jours après l'accident, la vue se trouble au point d'inquiéter le malade, mais comme il ne souffre pas il attend le lendemain matin 31 octobre pour se faire examiner.

A ce moment on note que l'acuité visuelle de l'œil blessé est à peu près nulle, il compte les doigts à 0 m. 50. L'œil droit est absolument normal ; son acuité est égale à 1.

En examinant à l'éclairage oblique on voit immédiatement sur les différents tissus de l'œil la trace d'un corps étranger qui a pénétré dans l'intérieur de l'organe. La cornée présente une taie ; en regard de cette cicatrice on voit un orifice dans l'intérieur de l'iris et au travers de cet orifice des masses cristalliniennes opacifiées. La taie cornéenne est irrégulière, petite ; elle siège dans la moitié interne de la cornée, à peu près au niveau du méridien horizontal et à mi-chemin du bord de l'iris et du limbe de la cornée.

Sur l'iris, on aperçoit un petit orifice en forme de triangle allongé, dont la base regarde en dedans, du côté du nez, et dont le sommet est dirigé du côté de la pupille. La grande direction de ce triangle est oblique de haut en bas et de dedans en dehors. Cette surface triangulaire est miroitante, blanc grisâtre. On pourrait penser que cette teinte tient à la présence d'un corps étranger dans l'épaisseur de l'iris. Mais si, à l'aide du miroir ophtalmoscopique, on dirige un faisceau lumineux sur le globe oculaire, on voit que cette surface s'illumine : il ne s'agit donc pas d'un corps étranger irien, mais d'un orifice fait à l'emporte-pièce dans cet organe. La teinte blanc grisâtre est due au cristallin, comme on peut s'en rendre compte, après dilatation par l'atropine.

La pupille étant dilatée, on voit en effet que le cristallin est opacifié sur presque toute son étendue, aussi doit-on renoncer à l'examen du fond d'œil. On cherche alors à explorer minutieusement la surface du cristallin à l'image droite, avec un verre de + 10 dioptries, pour voir si le corps étranger n'est pas implanté dans les couches superficielles du cristallin. Mais on ne découvre par ce moyen *aucun corps étranger*, les masses tuméfiées obstruent complètement l'orifice pupillaire et leur opacification est telle qu'elle rend impossible l'examen de la partie centrale du cristallin et de sa face postérieure. Ajoutons, pour terminer l'examen de l'œil traumatisé, qu'il existe un léger cercle périkératique et que la palpation de l'œil n'est pas douloureuse. Le blessé perçoit à peine la pression des doigts enfoncés sous l'arcade orbitaire et palpant profondément l'organe.

La tension de l'œil n'est pas modifiée sensiblement.

Cet examen imposait donc le diagnostic de corps étranger pénétrant. Il restait à diagnostiquer exactement le siège du corps étranger et sa nature.

En ce qui concerne la nature du corps étranger la clinique nous apprend que dans cette sorte de traumatisme le corps qui pénètre est presque toujours métallique. Lorsqu'un ouvrier frappe sur la pierre avec un instrument de fer ou d'acier le corps étranger détaché par le choc qui pénètre dans le globe est en général un fragment de l'outil. Les éclats de pierre font de larges plaies du globe et il est tout à fait rare qu'un petit fragment de pierre pénètre dans la profondeur sans le léser d'une façon grossière et évidente alors qu'il est fréquent de rencontrer des corps métalliques, même assez volumineux, qui perforent le globe de l'œil pour se loger dans ses milieux sans laisser des traces bien visibles de leur passage. Aussi nous sommes nous adressé au sidéroscope qui comme on le sait ne peut révéler la présence que de corps étrangers magnétiques.

Grâce à l'obligeance de M. le Professeur agrégé Nogier nous avons pu nous servir du sidéroscope de Dörfell de Berlin installé au laboratoire de physique de la Faculté de médecine.

Un premier examen fut effectué dans la salle habituelle des recherches mais nous devons dire que les résultats ne furent pas satisfaisants. Il nous a paru en effet que l'instrument, très sensible, était influencé par l'ébranlement du sol au passage de lourds véhicules dans la rue et il fallut poursuivre notre examen dans les sous-sols du laboratoire. Dans ces conditions l'appareil complètement immobile nous a donné des résultats probants. En effet, chaque fois que le malade approchait son œil de la tige amiantée on obtenait une déviation du miroir nous donnant ainsi l'assurance d'un corps étranger magnétique dans l'œil ou dans son voisinage.

Notons que cette recherche minutieuse et difficile ne suffisait pas à nous renseigner sur le siège du corps étranger. D'autre part, l'examen ophtalmoscopique fait au début *ayant été rendu impossible* par suite de l'existence de troubles marqués des milieux, nous avons dû faire appel à la radiographie suivant le procédé imaginé par le Dr Nogier.

L'épreuve radiographique obtenue montre la présence dans l'œil gauche au niveau de la partie postérieure et interne du cristallin d'un fragment métallique de $0^{m}/^{m}75$ de longueur sur $0^{m}/^{m}2$ de largeur (*éclat, par conséquent, extrêmement petit*).

Comme on sait que, entre tous les corps étrangers de l'œil, ceux qui siègent dans le cristallin sont particulièrement bien tolérés, nous nous sommes borné à faire chez ce malade quelques injections sous-conjonctivales de la solution d'oxycyade Hg à 1 p. 3.000 et sommes resté dans l'expectative.

Ces injections ont été faites le 31 octobre, le 4 novembre, le 7 novembre, le 16 novembre et le 21 novembre. A cette date, on note un certain degré de résorbption de la cataracte traumatique et, le 28 novembre, une amélioration nette de l'acuité visuelle est observée. Le malade qui, un mois auparavant comptait les doigts seulement à 0m50, voit maintenant 1/6 avec + 2 dioptries. L'examen skiascopique devenu possible révèle en effet une hypermétropie de + 2 dans le méridien vertical et + 3 dans le méridien horizontal. L'œil droit est toujours intact.

Il semblait que la résorbption de la cataracte traumatique allait aller en s'accentuant, mais on constata, le 9 décembre, qu'au lieu de continuer sa marche régressive, elle se reconstituait.

L'examen de l'œil à cette date (6e semaine après l'accident) montre encore la petite taie cornéenne, la déchirure de l'iris qui lui fait face et le cristallin opacifié.

La déchirure de l'iris est recouverte d'un exsudat d'aspect blanchâtre qui s'étend de l'orifice pupillaire jusque sur les débris du cristallin. Les fibres cristalliniennes opacifiées ont maintenant une disposition visible à l'ophtalmoscope. Elles sont disposées en coin à sommet dirigé en arrière à base tournée en avant et à arêtes frangées. Le corps étranger a donc déterminé dans le cristallin des lésions des couches corticales antérieures qui se sont opacifiées puis résorbées de telle sorte que pendant quelques jours la vision fut possible. Puis secondairement la partie postérieure du cristallin, jusque-là intacte, s'est opacifiée à son tour entraînant à nouveau une cataracte complète.

Cette deuxième phase de la lésion cristallinienne n'est pas allée sans une légère réaction du côté de l'œil malade ; de temps en temps le patient a ressenti de légères douleurs oculaires et péri-oculaires, l'œil a été un peu rouge. Toutefois il ne présentait pas de signes suffisants d'iridocyclite pour motiver une intervention chirurgicale.

Le malade est revu le 12 décembre, le 20 décembre, sans qu'il n'y ait rien à signaler. Pendant les mois de janvier et de février on ne revoit pas le malade.

Le 20 mars le blessé se plaint d'avoir eu, à deux ou trois reprises, de l'inflammation de son œil avec des douleurs à la tempe. De temps en temps, tous les jours ou à intervalles plus espacés, il ressent des picotements dans l'œil durant cinq à dix minutes. L'œil est un peu rouge et douloureux à la pression.

Le 27 mars on voit sur le bord de l'iris au voisinage de l'orifice pupillaire une petite tache en contact avec le bord pupillaire qui répond à l'exsudat signalé plus haut. Cette tache est de couleur bistre; elle est formée de petites lignes placées côte à côte. Elle est en contact avec la face antérieure de la masse cataractée qui pousse en avant et touche à l'iris. C'est peut-être le corps étranger mais il n'est pas possible de l'affirmer. A ce moment le malade peut compter les doigts.

Le 14 avril le malade est revu immédiatement à son retour de Genève où il avait été conduit le matin et où on avait fait des tentatives d'extraction au moyen de l'électro-aimant, d'ailleurs sans aucun résultat. Le malade *a souffert un peu* au moment de l'application de l'instrument, son œil est rouge et il souffre à la tempe. On renvoie le malade avec de l'atropine.

Au mois de juin le malade est revu, mais l'œil ne présente aucune réaction inflammatoire ni douloureuse et aucune indication ne se pose pour intervenir.

OBSERVATION III

Due à l'obligeance de M. le Dr Jacqueau

Le 16 janvier 1909, un homme de 26 ans se plaint que sa vue a baissé à gauche. On contaste de la mydriase avec réflexes très amoindris. L'exploration du fond de l'œil est négative. Il y a une vague coloration rosée de la sclérotique. Acuité visuelle = 5/10.

L'interrogatoire apprend que le 22 décembre 1908, ce malade reçut à son travail une paille de fer à la partie interne de la sclérotique. Un examen méticuleux permet de découvrir à l'endroit signalé, soit à mi-chemin environ du limbe cornéen et de la caroncule, un point ardoisé minuscule sous-conjonctival et ne faisant aucun relief. On n'attache à ce moment qu'une faible importance à ce détail.

De nouveaux examens sont pratiqués le 27 janvier, puis le 2 février. La pupille fontionne mieux, mais on constate très nettement un léger œdème papillaire avec veines très tortueuses et une petite hémorragie sur le disque optique. On pense à un processus encéphalique problablement tuberculeux, d'autant plus que le médecin de ce malade déclare qu'il s'agit bien d'un tuberculeux avec de petites lésions à un sommet. Acuité = 5/15.

Le 24 février, dernier examen : l'état est à peu près stationnaire.

Pour ne laisser aucun doute sur la possibilité de la pénétration d'un corps étranger à travers la coque oculaire, on prie M. le Dr Nogier de vouloir bien, dans un intérêt scientifique, se servir du sidéroscope que possède la Faculté pour mettre en évidence un corps étranger forcément minuscule si tant est qu'il existe. Il nous répond que si petit soit-il, il le mettra bien mieux en évidence par une radiographie méticuleuse.

C'est alors qu'il a pu me fournir ce superbe cliché qui nous montre un corps étranger intra-oculaire dont les dimensions sont les suivantes : longueur 1 m/m 5, largeur 0 m/m 2. La direction en est antéro-postérieure le grand axe étant parallèle à la direction du regard quand le sujet regarde devant lui horizontalement.

L'importance de cette radiographie est considérable car sans elle aucun de mes confrères je crois n'aurait, pas plus que moi, pu affirmer la présence du corps étranger et l'on aurait faussement conclu à une lésion cérébrale ou méningée. L'importance n'en est pas moindre au point de vue médico-légal puisqu'elle nous permet d'affirmer qu'il s'agit bien d'un accident du travail, accident qui allait être infailliblement rejeté avec une certitude d'autant plus grande qu'il s'était écoulé plus de vingt jours entre la traumatisme en apparence si minime et ces phénomènes réactionnels.

OBSERVATION IV

(Inédite)

Due à l'obligeance de M. le Dr Louis Dor

M. Ch..., 26 ans, de Givors (Rhône).

Le 31 octobre 1909, M. Ch. étant à la chasse reçoit un plomb dans l'œil gauche. Ce plomb provenait du fusil d'un chasseur qui se trouvait à 60 mètres de lui et qui ne tirait pas dans sa direction, de sorte que l'on est obligé d'admettre que le plomb a ricoché. Il ne s'agit probablement pas d'un ricochet par retour après contact avec un corps dur, mais d'un ricochet à la sortie du fusil par le heurt de deux plombs l'un contre l'autre ce qui arrive lorsque la cartouche contient des plombs d'inégale dimension, ce qui était le cas.

Le Dr Pomme (de Givors), vit le blessé peu de temps après l'accident, il constata l'existence d'une blessure de la région scléro-cornéenne située du côté du nez et un peu au-dessous de la ligne médiane environ à l'endroit qui correspond sur une montre à 8 h. 1/2. Les tissus étaient un peu œdématiés autour de la plaie, de sorte que le petit orifice d'entrée semblait trop petit pour avoir admis l'entrée d'un plomb, et le Dr Pomme pensa qu'il n'y avait qu'une blessure non pénétrante. Le malade ne voyait rien mais le trouble de la vue fut mis sur le compte d'une hémoraagie intra-oculaire. La cornée était absolument transparente ; l'iris avait une déformation comme dans une iridectomie, on voyait un point noir au fond de la plaie de sorte que l'hypothèse d'un simple enclavement de l'iris était soutenable.

Au bout de quelques jours, la vue s'éclaircit par le bas ; l'examen ophtalmoscopique permettait de voir le fond rouge de l'œil dans la partie supérieure. Il semblait que la vue allait se rétablir. Il y avait au niveau de la plaie une petite hernie de l'iris maintenant très visible, mais le malade ne souffrait nullement. Brusquement, le 12 novembre, la vue se troubla de nouveau complètement. Le Dr Pomme fit appeler en consultation le Dr L. Dor (de Lyon). Ce dernier fit le diagnostic de plaie pénétrante et pensa qu'une radiographie était nécessaire.

Le malade se transporta, le 20 novembre 1909, chez le Dr Nogier, où furent pris les clichés.

Lorsque non seulement le diagnostic de corps étranger intra-oculaire, mais encore la détermination précise du siège de ce corps étranger furent acquises, il restait à savoir quelle devait être la conduite à tenir.

Un fait était très évident, c'est qu'en dehors des hémorragies intra-oculaires récidivantes qu'avait présentées le malade, le corps étranger était très bien toléré. Il n'y avait ni iritis, ni cataracte, la zonule avait été rompue au niveau de la plaie et le cristallin était à cet endroit libéré de ses attaches au corps ciliaire, mais il s'agissait là d'un trouble bien minime et on pouvait redouter, en faisant une intervention quelconque, de voir survenir une iridocyclite, une cataracte, et que ces troubles fussent mis sur le compte de l'intervention. D'autre part, la non-intervention pouvait aussi être regrettée un jour, si le plomb cessait d'être bien toléré. Dans ces conditions, M. Louis Dor pensa être autorisé à faire une incision exploratrice. Il pratiqua une sclérotomie postérieure et introduisit une petite sonde métallique dans le corps vitré, à l'endroit où la radiographie indiquait la présence d'un plomb. Malgré une pénétration à 1 centimètre de profondeur dans la direction indiquée, il ne sentit aucun corps dur. Il ne voulut pas fouiller l'œil, de peur de provoquer une hyalite et espéra que, petit à petit, le corps vitré s'éclaircirait, ce qui permettrait plus tard de faire une tentative dans de meilleures conditions. Le *malade fut très vite* remis de la petite incision exploratrice, et pendant vingt jours il fut soumis à des injections de pilocarpine destinées à éclaircir le corps vitré.

Le résultat fut obtenu au point de vue du corps vitré, mais vers la fin de décembre, le cristallin, qui jusque-là était resté parfaitement transparent, commença à présenter des troubles, puis l'œil devint un peu glaucomateux. La cornée elle-même perdit un peu de sa transparence et la plaie se remit à pointer.

Le Dr L. Dor conseilla, le 4 janvier 1910, à son malade, de s'instiller dans l'œil, quatre fois par jour, de la pilocarpine, à la dose de 0 gr. 10 pour 10 grammes d'eau, et il lui dit que si, au bout de huit jours, les symptômes glaucomateux ne cédaient pas, il considérerait une nouvelle incision comme nécessaire pour la guérison du glaucome et qu'il en profiterait pour faire une nouvelle exploration.

Radiographies du 20 novembre (Dr Nogier). — Le Dr Nogier en employant la technique indiquée plus haut prit 3 clichés. Les deux premiers furent obtenus en position latérale droite-gauche avec l'œil blessé regardant en haut puis en bas ; le troisième fut obtenu en position occipito-frontale (plaque contre la paupière).

Les résultats donnés par ces radiographies sont les suivants, toutes corrections faites :

Diamètre du plomb : 2mm,7.

Situation du plomb : quadrant antéro-inférieur, près de l'axe de rotation de l'œil et en avant de lui, derrière le cristallin (côté nasal).

Distance du grain de plomb au pôle cornéen : 7mm,7.

Distance du grain de plomb au centre de rotation de l'œil : 5mm,8.

La radiographie donnait du même coup le diagnostic, le nombre des corps étrangers (un dans le cas présent), la position exacte du plomb.

CONCLUSIONS

I. — Il est de la plus grande importance de faire un diagnostic précis des corps étrangers intra-oculaires tant au point de vue du traitement qu'au point de vue du pronostic.

II. — L'examen radiographique *s'impose* toutes les fois que le corps étranger reste invisible à l'ophtalmoscope.

III. — L'examen radiographique s'impose, même lorsque le corps étranger est visible à l'ophtalmoscope, car la radiographie donne la trace objective de l'objet et permet d'en mesurer les dimensions.

IV. — La radiographie sera d'autant meilleure pour ces recherches qu'elle sera plus rapide, l'œil n'ayant plus le temps de se déplacer au cours d'une pose.

V. — L'examen radiographique extra-rapide permet de déterminer le siège précis du corps étranger au moyen de trois épreuves : une épreuve occipito-frontale et deux épreuves latérales, l'une alors que le blessé regarde en haut, l'autre alors que le blessé regarde en bas.

VI. — La radiographie est supérieure à l'*examen ophtalmoscopique* parce qu'elle donne une trace durable de l'objet avec ses dimensions ; elle est supérieure à l'*électro-aimant* (pour le diagnostic) qui ne décèle que les corps étrangers magnétiques et qui ne permet le diagnostic dans ces cas qu'au prix de nouvelles lésions de l'œil ; elle est supérieure enfin au *sidéroscope* qui ne renseigne que sur la présence des corps magnétiques à la condition encore que ces corps magnétiques soient assez volumineux et situés dans le segment antérieur de l'œil.

VII. — L'examen radiographique s'impose dans les cas d'accidents du travail au même titre que les radiographies dans les cas de fracture.

VIII. — On ne peut cependant tirer de conclusions fermes que d'une technique très précise.

Vu :
Le Président de la Thèse,
Etienne ROLLET.

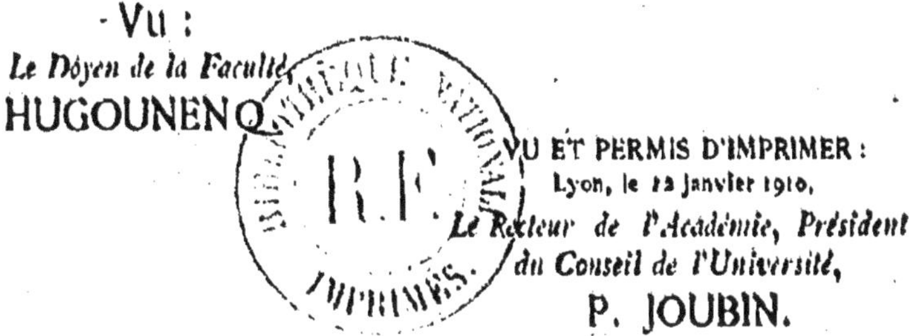

Vu :
Le Doyen de la Faculté,
HUGOUNENQ.

VU ET PERMIS D'IMPRIMER :
Lyon, le 12 Janvier 1910.
Le Recteur de l'Académie, Président du Conseil de l'Université,
P. JOUBIN.

BIBLIOGRAPHIE

ABT. — *Recherche et localisation exacte des corps étrangers de l'œil et de l'orbite par les rayons X*. Th. de Nancy, 1900, n° 32.

ANTONELLI. — Radiographie des tissus de l'œil. *Compte rendu de la Soc. d'opht. de Paris*, 7 décembre 1897.

ASMUS. — Mon expérience avec le sidéroscope depuis l'établissement des tramways électriques à Dusseldorf. *Klin. Monat. f. Augen.*, juin 1901, 423.

— *Le sidéroscope et son application*. Bergmann, édit., Wiesbaden, 1898, 88 pages.

BÉAL. — Les corps étrangers magnétiques intra-oculaires et leur extraction.

BERLIN. — Obs. sur les corps étrangers dans le corps vitré. *Arch. f. Opht.*, 1868, Bd. XIV, 275-332.

BLONDEAU. — Corps étranger de l'orbite (balle de revolver). Radiographie. *Soc. belge d'opht.*, 30 avril 1898.

BOUCHARD. — *Traité de radiologie médicale*.

BOUCHERON. — Radiographie d'un grain de plomb dans l'orbite après blessure perforante de l'œil. *Soc. d'opht. de Paris*. 7 décembre 1897.

BOURGEOIS. — Quelques expertises radiographiques à propos des corps étrangers de l'œil et de l'orbite. *Ann. d'oc.*, 1901, 360.

BRANDT. — *La Radiographie*, septembre 1899.

BRAUNBERGER. — *De l'utilité et de l'emploi des Rayons X en ophtalmologie*. Th. de Paris, 1903.

CLARK. — Localisation des corps étrangers dans l'œil par les rayons Rœntgen. *The amer. X Ray J.* St-Louis, 1897, n° 1, 18, 19.

COPPEZ. — Blessures et corps étrangers du globe oculaire. *Soc. fr. d'opht.*, 1890, 5, 6, 7 mai.

DAHFELD. — La découverte des corps étrangers de l'œil à l'aide des Rayons X. *Deutsche med. Woch*, 20 avril 1897.

DARIEX. — Perméabilité de l'œil aux Rayons X. *Soc. d'opht. de Paris*, séance du 3 mars 1896.

DAVIDSON. — Les Rayons X en ophtalmologie. *Ass. méd. britannique*, 66e session annuelle tenue à Edimbourg le 27 juillet 1898.

FRIDENBERG. — La localisation des corps étrangers dans les yeux humains par les Rayons X. *Med. Rec.*, New-York, 1897, LI, 694-696.

FRIEDMANN. — Sur l'emploi des rayons de Rœntgen pour la détermination des corps étrangers. *Kl. Monat. f. Aug.*, octobre 1897, 340.

FOVEAU DE COURMELLES. — Les Rayons X en optique et en ophtalmologie. *Rev. d'opht.*, janvier et février 1899.

GALEZOWSKI. — Corps étranger dans le cristallin. *Ann. d'ocul.*, 1865, 201.

GALTIER. — Radiographie d'un œil blessé par un plomb de chasse. *Soc. d'opht. de Paris*, 7 décembre 1897.

GONIN. — A propos du diagnostic des corps étrangers du fond de l'œil. *Soc. vaudoise de médecine*, 1er juillet 1905.

GORDON NORRIE. — Le diagnostic de la présence d'éclats de fer dans l'œil. *Ugeskrift for Laeger*, n° 17, 1900.

GROSSMANN. — Extraction d'un corps étranger en fer de l'intérieur de l'œil par l'aimant. *Wien. med. Bl.*, 1887, X, 1551.

GUILLOZ. — Sur les limites du diagnostic radiographique des corps étrangers intra-oculaires. *Archives d'électricité médicale*, 1908, t. XIII.

HAAB. — Emploi de l'électro-aimant fort pour l'extraction des corps étrangers d'acier. *Soc. opht. d'Heidelberg*, 27e sess., tenue du 7 au 10 août 1892.

HARDY. — Des corps étrangers de l'œil et des services que peuvent rendre les électro-aimants au diagnostic et au traitement. *Boston med. and surg. J.*, 10 mars 1881.

HIRSCHBERG. — Sur l'extraction des particules de fer de l'intérieur de l'œil. *Berliner kl. Woch.*, n° 5, 1883.

HOLTH (S.). — Corps étrangers oculaires. *Norsk. Mazin. for. Laegevidenskaben*, 1902, p. 1899.

KIBBE. — De l'utilité des rayons X pour la découverte et la localisation des particules métalliques. *Arch. of Opht.*, vol. XXXI, f. 4, 517.

LAGRANGE. — Corps étranger de l'orbite. — Radiographie. *Soc. de méd. et de chirurgie de Bordeaux*, réunion du 10 février 1899.

clinique de Bordeaux, novembre 1894.

LEWKOWITSCH. — Rayons X en chirurgie oculaire : une nouvelle méthode pour l'application des rayons X pour déterminer la présence et le siège des corps étrangers de l'œil. *The Lancet*, 1896, II, 452, 454.

LINDE (Max). — Les tramways électriques et le didéroscope d'Asmus. *Centr. f. pr. Aug.*, 1898, 262.

LIPPINCOTT. — Extraction d'un corps étranger de l'œil avec l'aide des rayons X. *Pittsburg med. Rev.*, 1897, XI, 1893.

MACKENZIE-DAVIDSON. — Localisation des corps étrangers dans l'œil et dans l'orbite par les rayons X. *Soc. opht. du Roy.-Uni*, séance du 27 janvier 1898.

NOGIER. — Pneumo-compresseur pour radiographie de précision (*Lyon Médical*, 21 juin 1908).

— Diaphragme universel pour la radiographie et la radioscopie (*Lyon Médical*, 13 décembre 1908).

— Radiographie extra-rapide et radiographie instantanée (*Lyon Médical*, 3 janvier 1909).

— Appareil pour la radiographie extra-rapide : Le Grissonateur (*Archives d'Electr. médicale*, 10 mai 1909).

— Appareil radiologique universel pour radioscopie, radiographie et radiothérapie (*Lyon Médical*, 15 août 1909).

— Avantages de la radiographie extra-rapide pour la recherche et la localisation des corps étrangers de l'œil (Congrès de Lille, août 1909 et *Archives d'Electricité médicale*, 10 septembre 1909).

POUZOL. — *Contribution à l'étude du diagnostic des corps étrangers de l'œil et de l'orbite. Emploi des rayons X et du sidéroscope*. Th. de Bordeaux, 1902-1903, nº 118.

RING. — L'application des rayons X au diagnostic des corps étrangers du vitré. *Codex méd.*, Philadelphie, 1896-1897, III, 91, 93.

SCHWEINITZ (de). — Un cas de corps étranger localisé par les rayons X. — Extraction, etc... *Ann. J. M. Sc.*, Philadelphie, 1897, 113, 564, 570.

SWEET. — La localisation exacte des éclats métalliques logés dans l'œil à l'aide des rayons X. *Arch. of Opht.*, vol. XXVII, f. 4. 377.

TERRIEN et BECLÈRE. — Radiographie et radioscopie (valeur comparée). *Soc. d'opht. de Paris*, 5 décembre 1901.

VALENÇON. — Diagnostic par les rayons X des corps étrangers de l'œil, extraction par l'électro-aimant *Gaz. des Hôpit.*, 14 mai 1898.

VAN DUYSE. — Application des rayons X à la chirurgie oculaire. *Arch. d'opht.*, février 1896, p. 101.

WEISS. — Nouvelle communication sur la démonstration des corps étrangers intra-oculaires au moyen des rayons X. *Kl. Monat. f. Aug.*, octobre 1898.

WUILLOMENET. — Les rayons X dans l'œil. *Soc. d'opht. de Paris*, séance du 5 avril 1898.

TABLE DES MATIÈRES

Imp. WALTENER & Cie, rue Stella, 3, Lyon.

www.ingramcontent.com/pod-product-compliance
Ingram Content Group UK Ltd.
Pitfield, Milton Keynes, MK11 3LW, UK
UKHW022125190726
13855UKWH00003B/1045